ANNA TRÖKES

ॐ

DIE YOGA-BOX

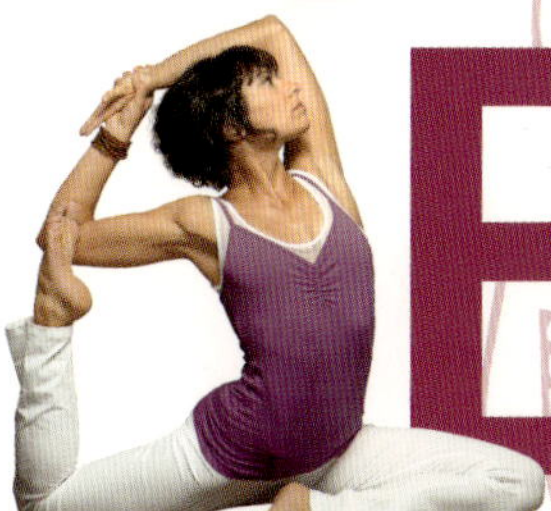

LEPORELLO
mit **Sonnengruß**
und **3 Übungs-programmen**

G|U

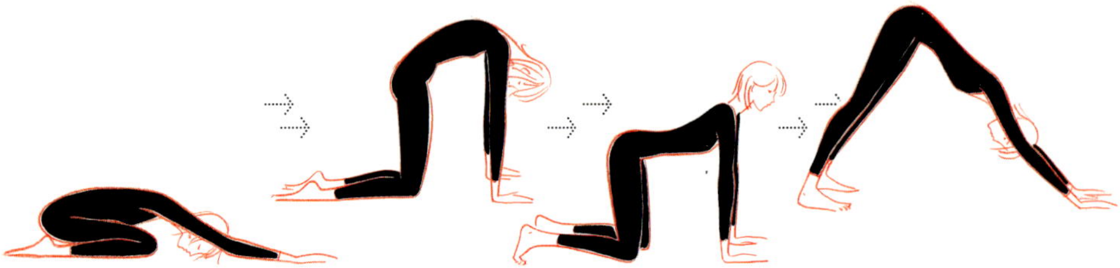

Katze-Hund-Ablauf **21**

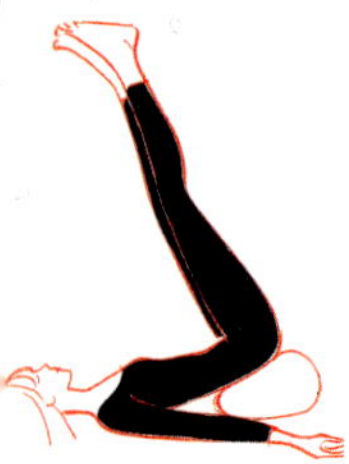

… oder gestützt

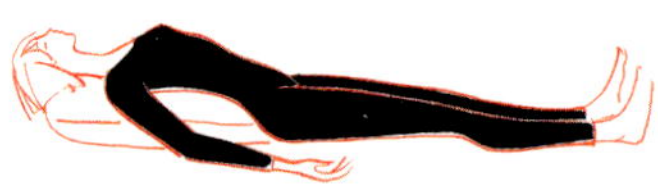

Fisch, gestützte Variante **31**

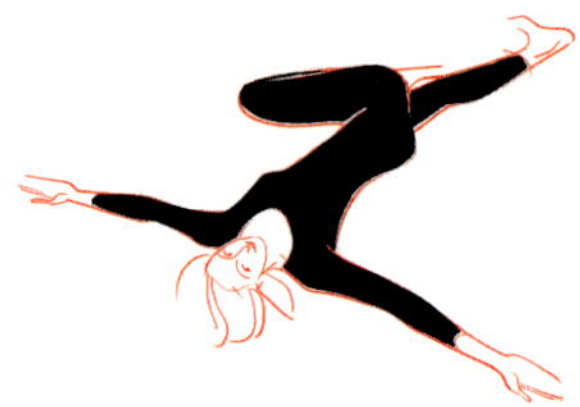

Krokodil (statisch) **44**

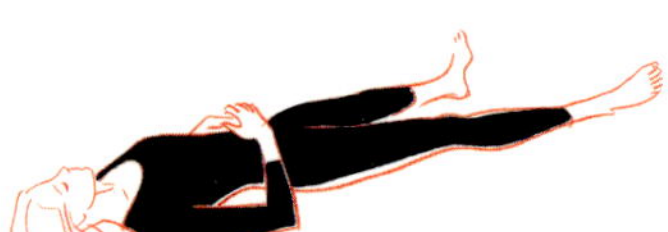

Entspannung in der Totenhaltung **76**

RESTORATIVE YOGA

30-MINUTEN-PROGRAMM ZUM ENTSTPANNEN & KRAFTTANKEN

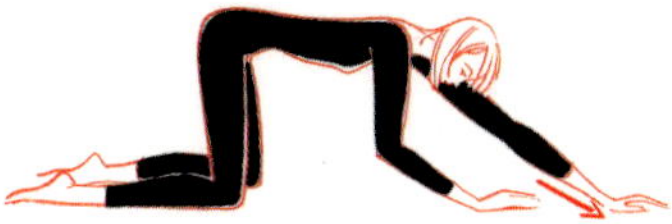

Diagonale Dehnung 12

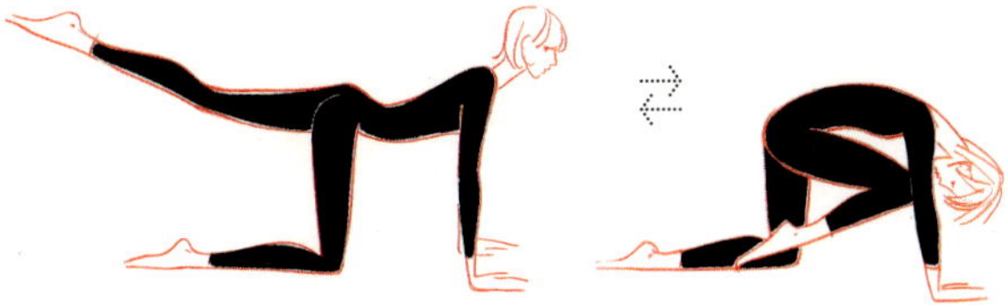

Katze streckt ihr Bein 20

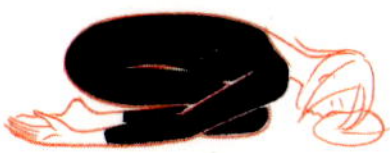

Siegel des Yoga 27

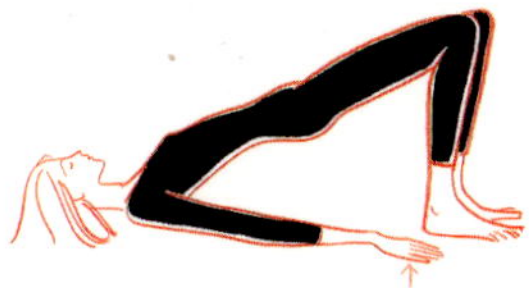

Schulterbrücke 33

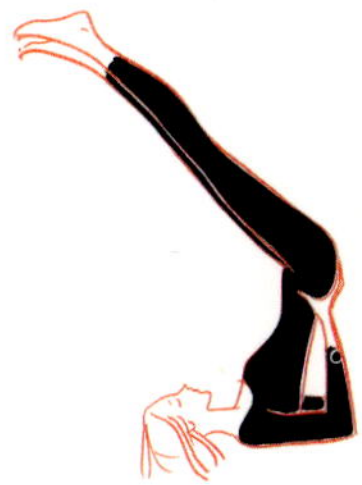

Schulterstand 68

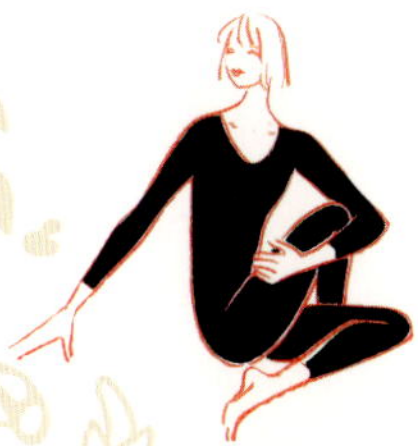

Drehsitz 63

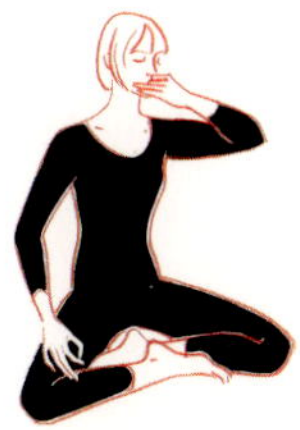

Wechselatmung 73

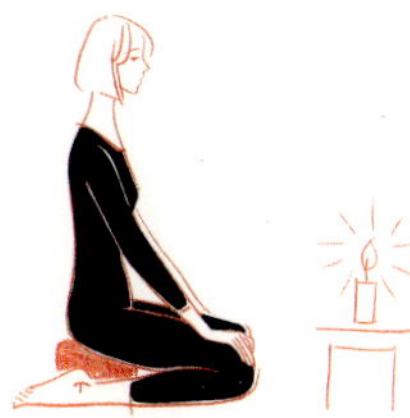

Fixieren des Blicks 75

DER SONNENGRUSS SURYA NAMASKAR

BEWEGUNGSABLAUF – ANLEITUNG AUF KARTE 5

1 NAMASTÉ

Aufrechter Stand, Hände vor der Brust falten

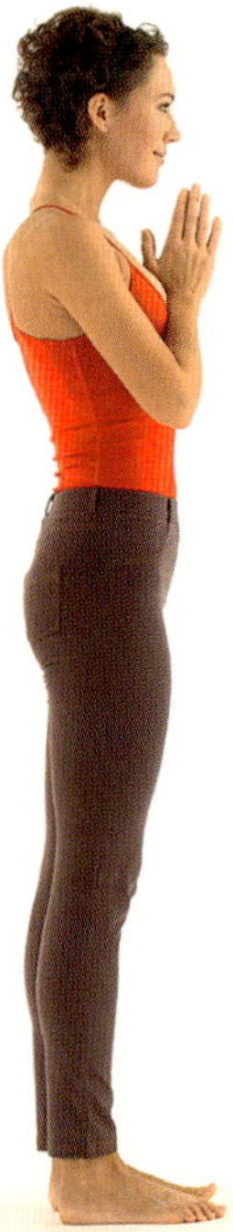

2 ERHOBENE HÄNDE

Arme heben, leichte Rückbeuge

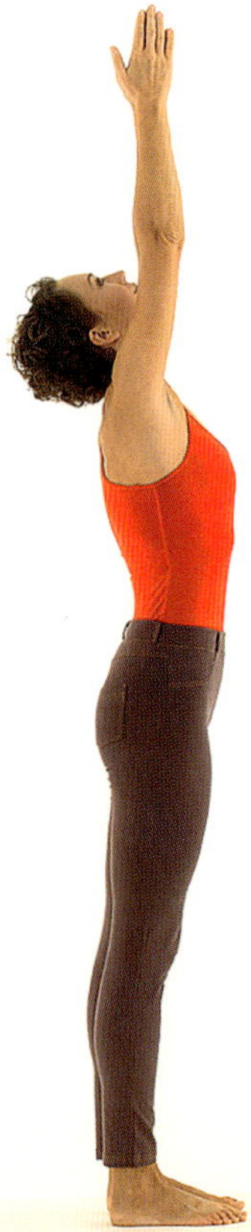

3 VORBEUGE

Arme senken, Hände neben die Füße

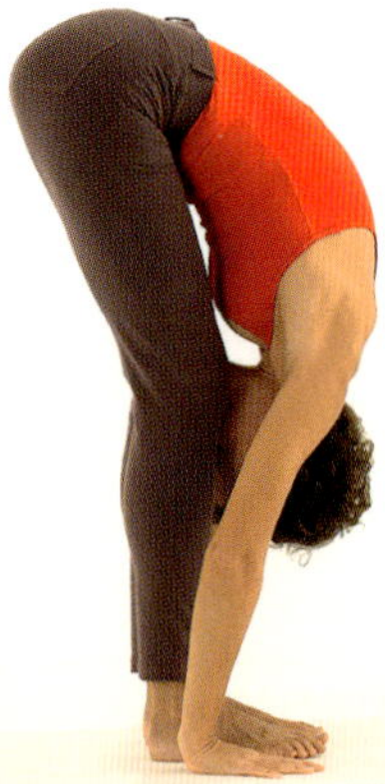

5 DIE PLANKE

Hände neben den rechten Fuß, rechtes Bein nach hinten

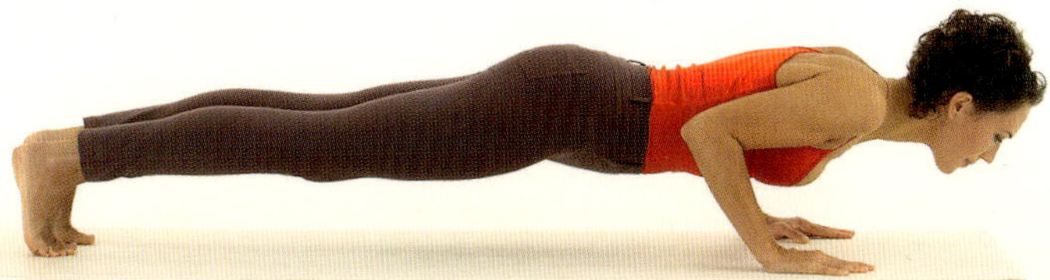

6 BAUCHLAGE

Rumpf absenken, Füße ablegen

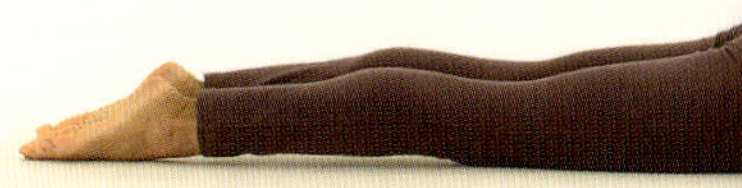

4 DER HELD

Linkes Bein nach hinten, Oberkörper aufrichten

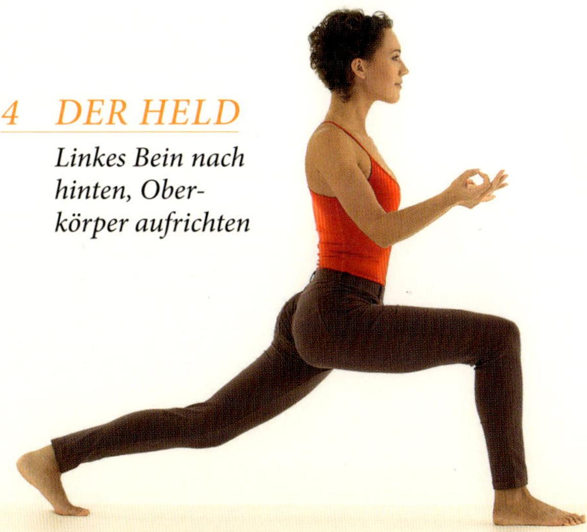

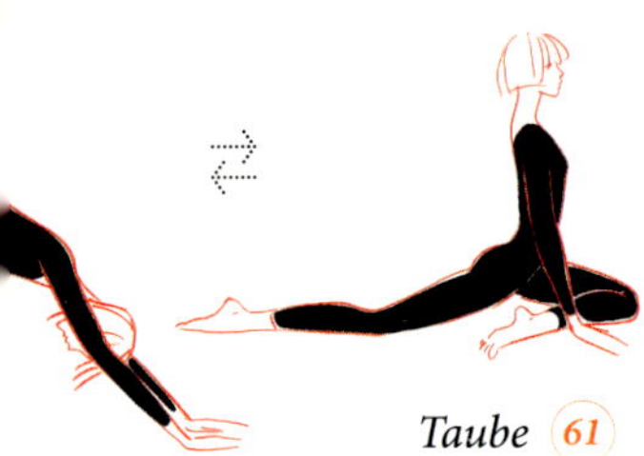

Taube 61

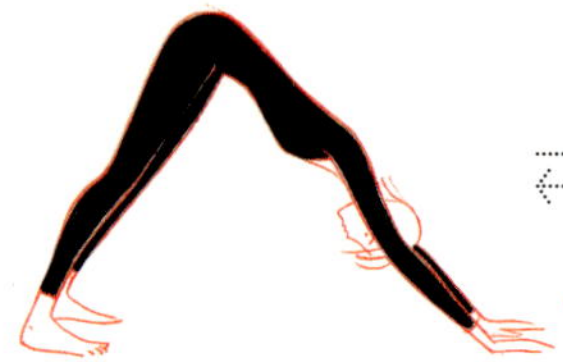

Hund, Gesicht unten 37

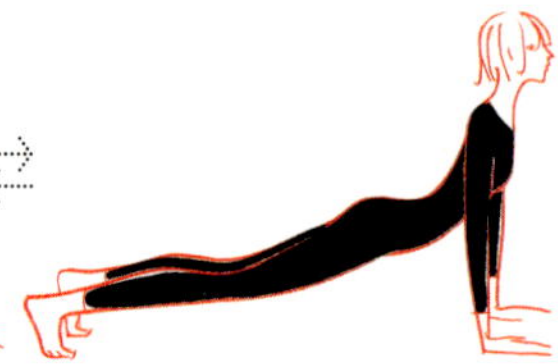

Hund, Gesicht oben 34

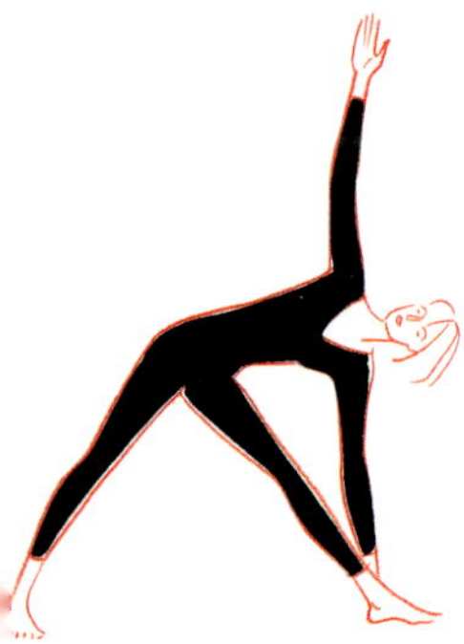

Gestrecktes Dreieck 52

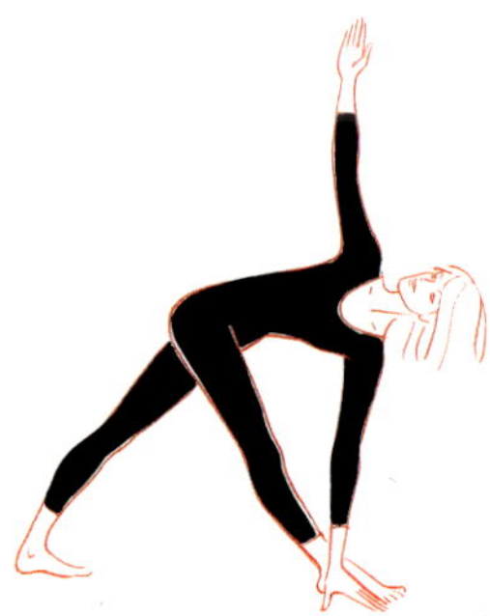

Gedrehtes Dreieck 53

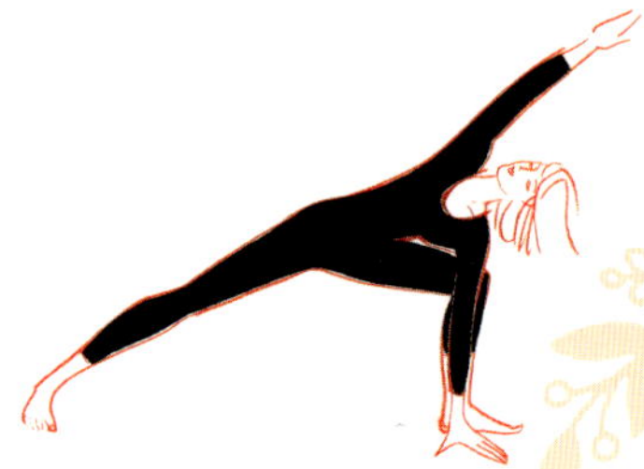

Gestreckte Flankendehnung 54

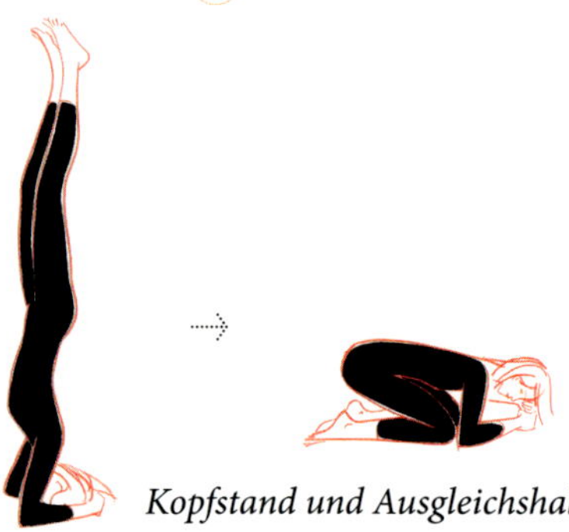

Kopfstand und Ausgleichshaltung 69

FORTGESCHRITTENE ASANAS

40-MINUTEN-PROGRAMM – INTENSIVER WORK-OUT FÜR JEDEN TAG

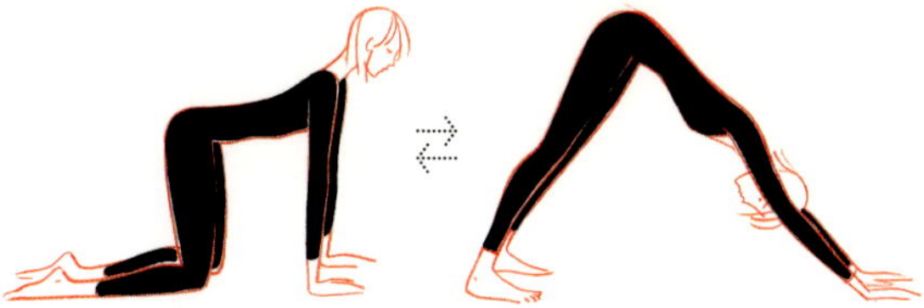

Katze-Hund-Ablauf 21

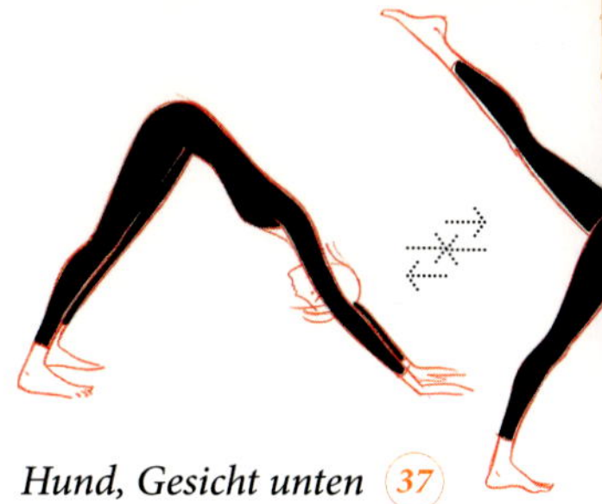

Hund, Gesicht unten 37

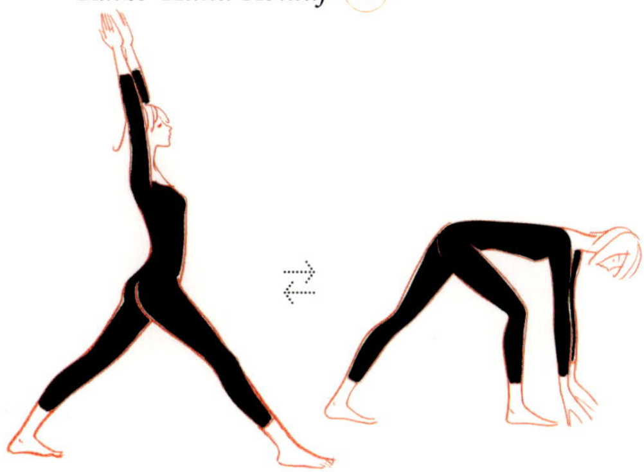

Flankendehnung, Variante 50
(beidseitig üben, je 5 Atemzüge lang)

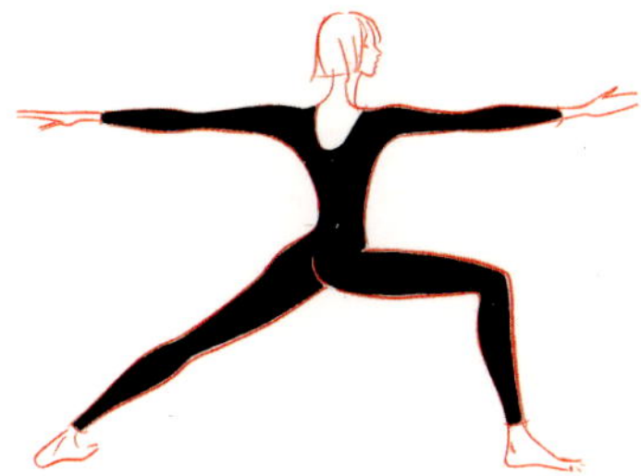

Held II/Bogenschütze 49

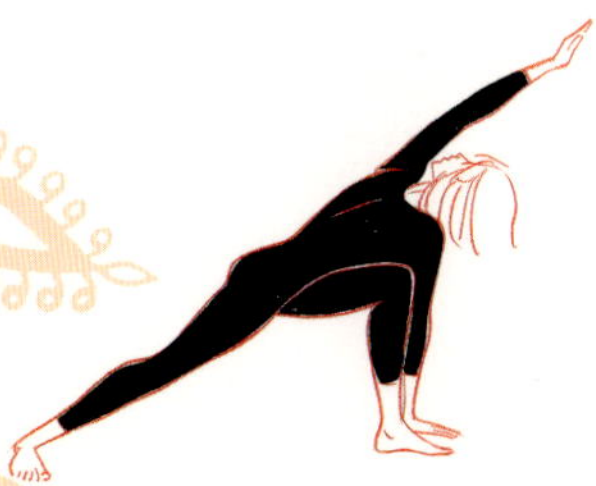

Gedrehte Flankendehnung 55

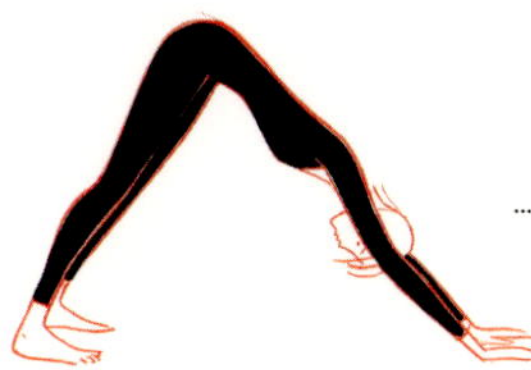

Hund, Gesicht unten 37

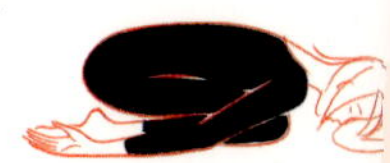

Siegel des Yoga

8 DER HUND

Sich zurückschieben in den Hund mit dem Gesicht nach unten

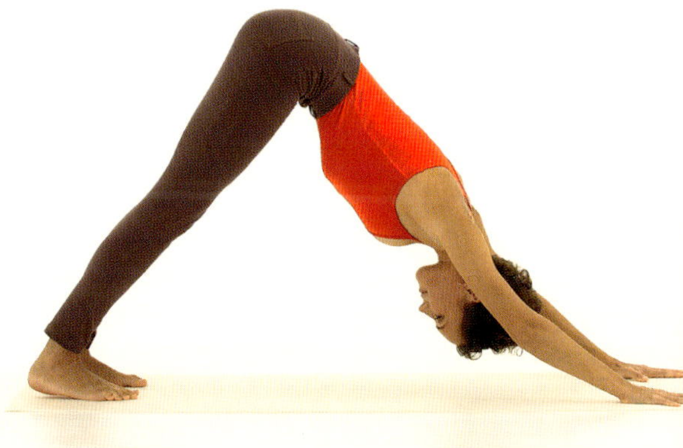

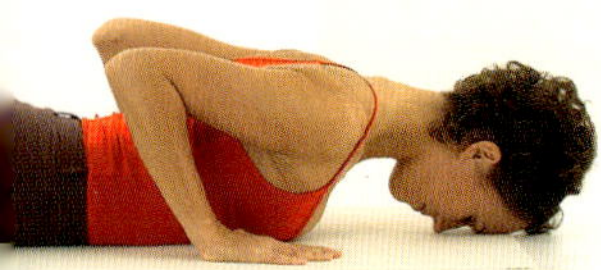

7 DIE KOBRA

Brustkorb anheben

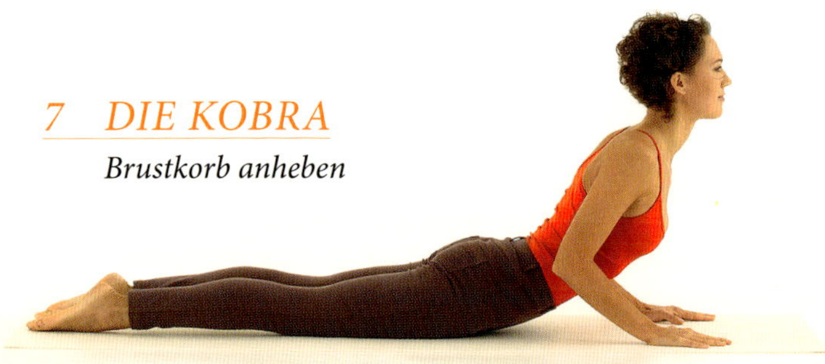

9 DER HELD I

Linkes Bein nach vorn, Oberkörper aufrichten

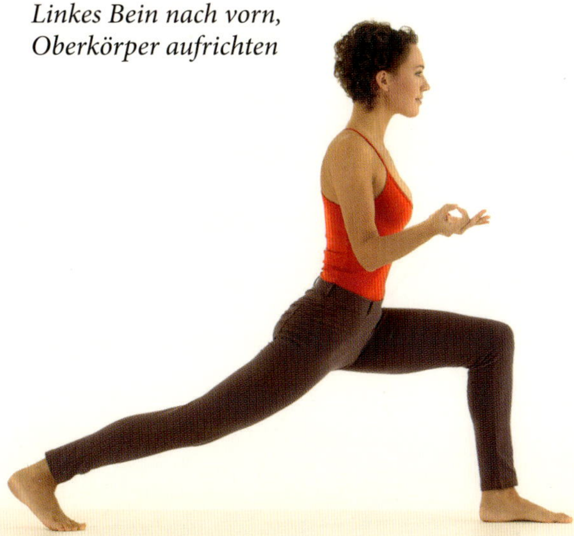

10 VORBEUGE

Hände neben den linken Fuß, rechtes Bein nach vorn

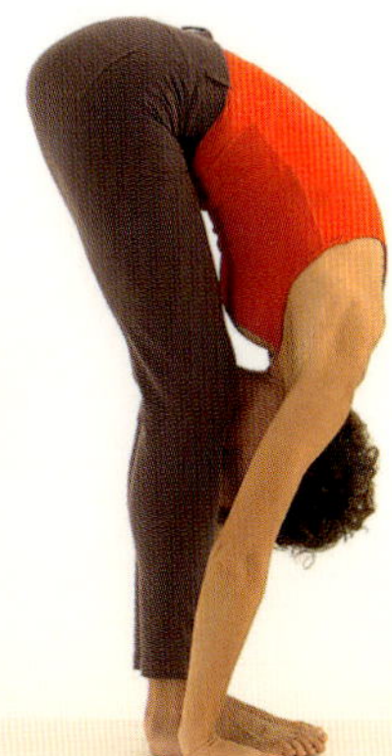

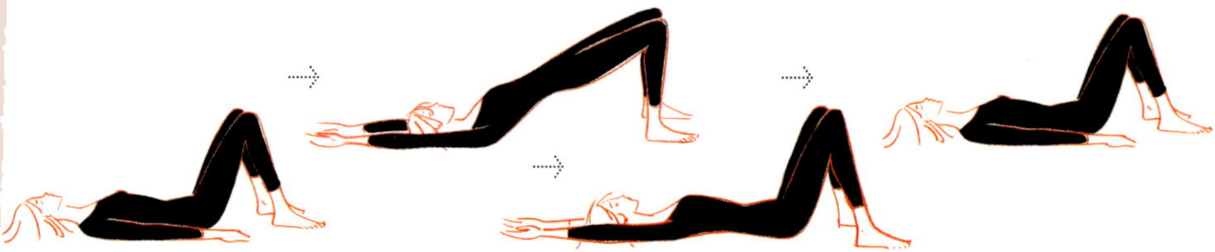

Schulterbrückenablauf 23

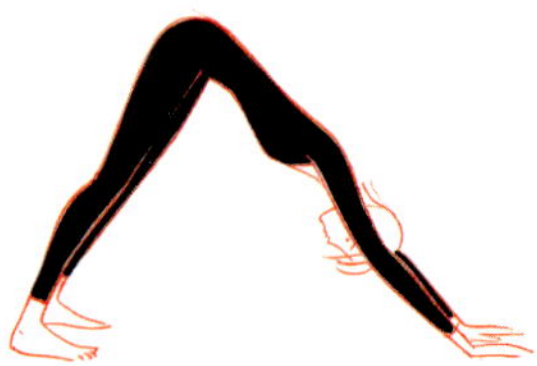

Hund, Gesicht unten 37

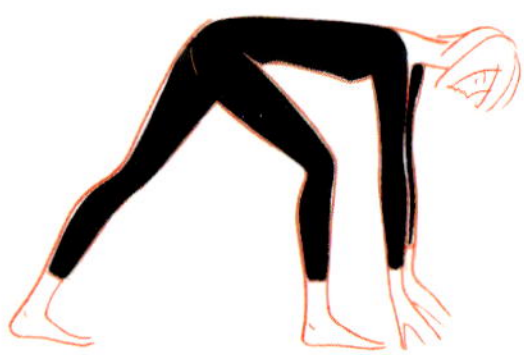

Schritt nach vorn

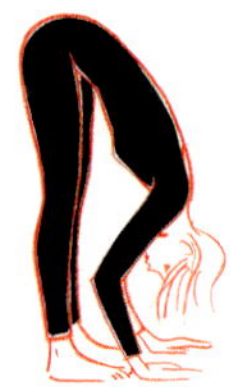

Vorbeuge im Stand 38

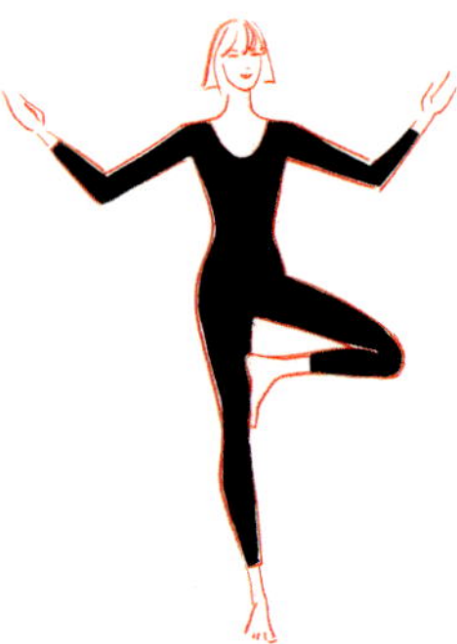

Baum 51

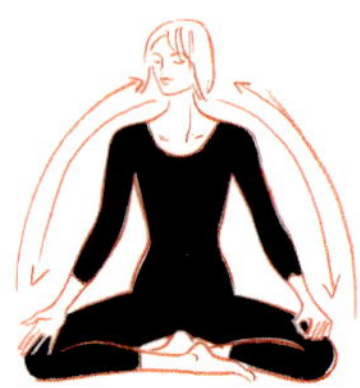

Energielenkung über die Arme 72

→ *Bewegungsablauf im Atemrhythmus*

⇄ *Im Atemrhythmus mehrfach zwischen den Haltungen wechseln*

1

BASIS-ASANAS

30-MINUTEN-PROGRAMM FÜR KRAFT & BEWEGLICHKEIT

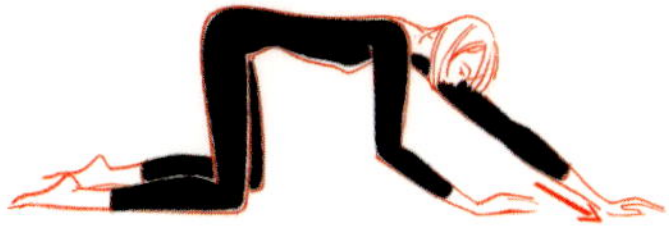

Diagonale Dehnung (12)

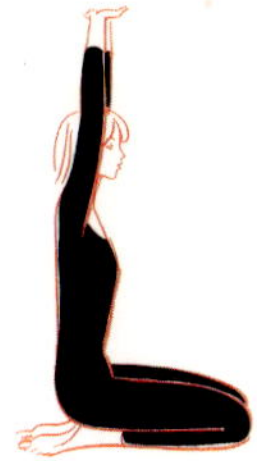

Weite im Brustraum (17)

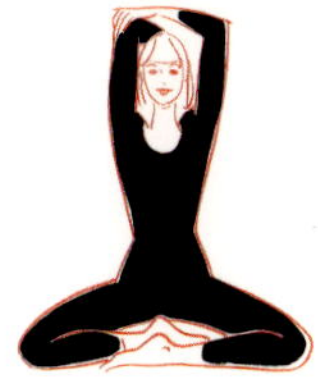

Halber Kuhkopf (18)

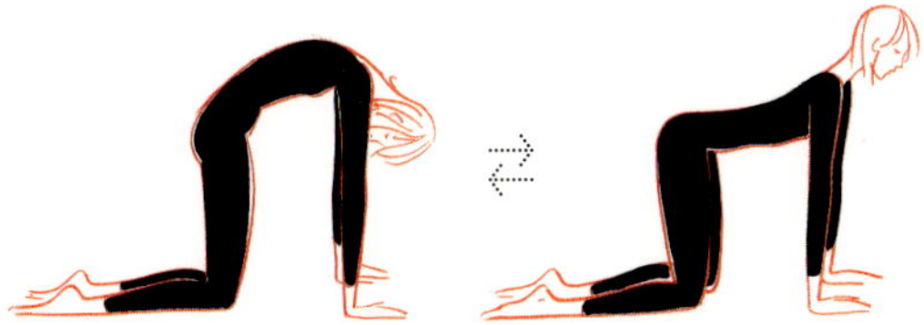

Katze (26)

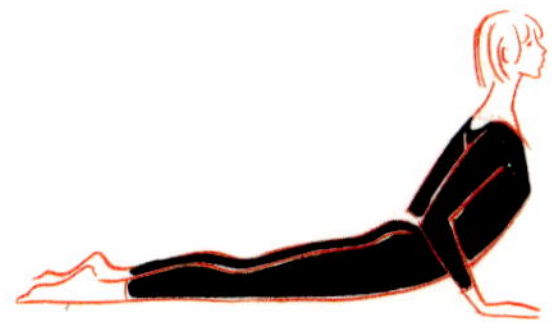

Kobra (28)

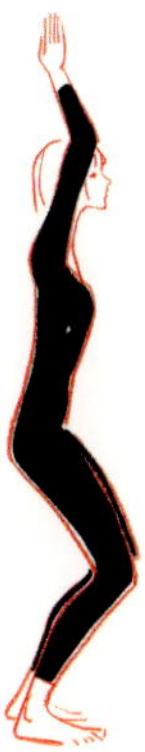

Kraftvolle Haltung (47)

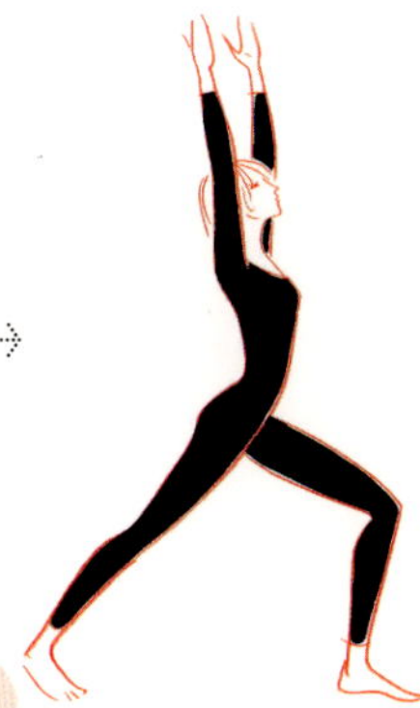

Held I (48)

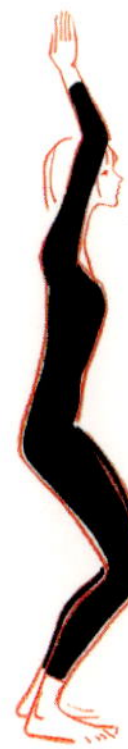

Kraftvolle Haltung (47)

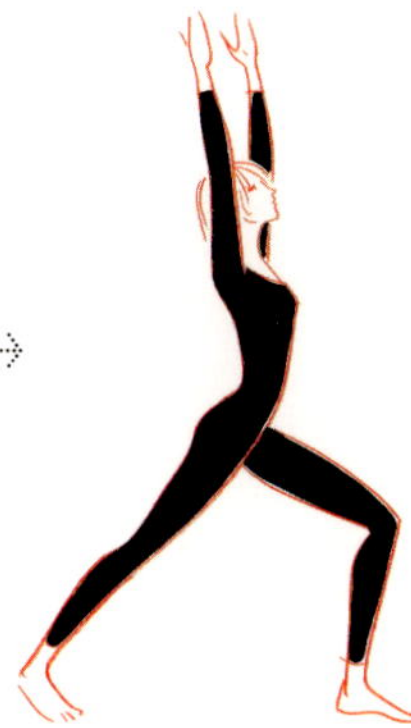

Held I (48)

11 DER ADLER

Arme seitlich anheben, Rücken gerade

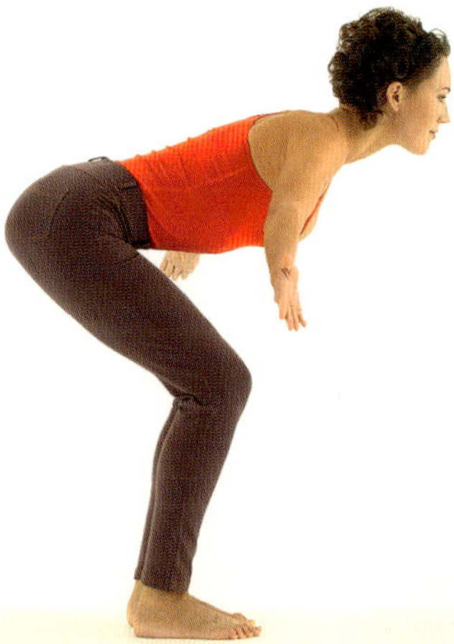

12 ERHOBENE HÄNDE

Arme nach oben führen, leichte Rückbeuge

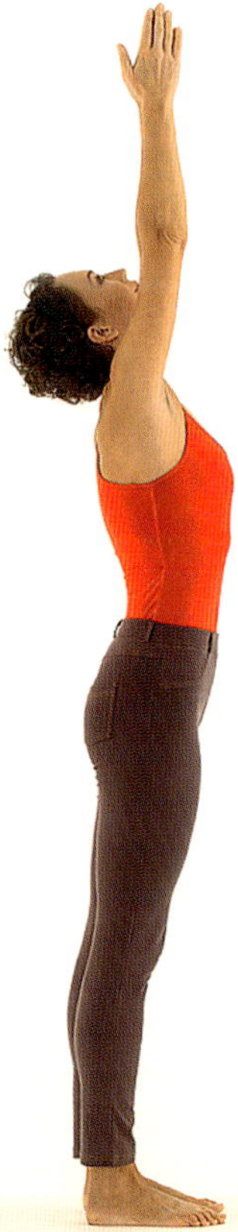

13 NAMASTÉ

Hände vor der Brust falten

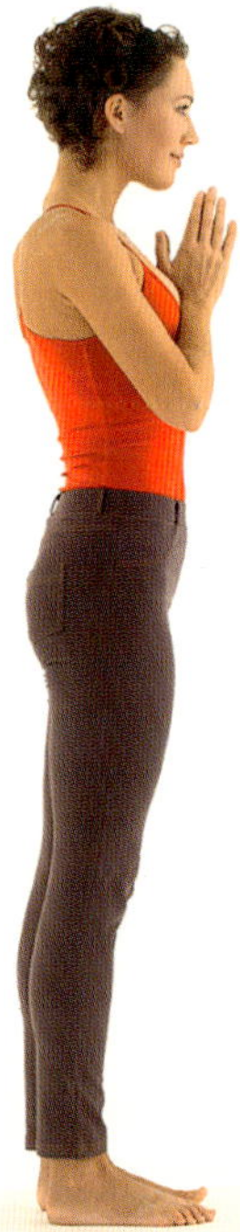

- *65 Yogaübungen* finden Sie auf den Karten 12 bis 76, unterteilt in »Vorbereitung & Ausgleich«, »Basis-Asanas«, »Fortgeschrittene Asanas« sowie »Atem- und Entspannungsübungen«.
- *Drei größere Übungsprogramme* und den Sonnengruß im Überblick zeigt der beiliegende Folder.

Legen Sie Karten aus oder stellen Sie den Folder einfach neben Ihre Matte – und lassen Sie sich inspirieren!

Und das bietet jede Übungskarte

Sie leitet eine Yogaübung Schritt für Schritt an, außerdem eine Variante in einer anderen Körperhaltung oder in einem anderen Schwierigkeitsgrad.

Darüber hinaus gibt sie wichtige Hinweise, die Ihnen helfen, passende Übungen zu finden und Ihr Programm sinnvoll aufzubauen:

- *Wirkung:* Die Übungen haben meist vielfältige Wirkungen. Lesen Sie alle Wirkungen, um die Übungen eventuell nach Ihren Bedürfnissen zuzuordnen. So könnten Sie sich zum Beispiel alle Karten heraussuchen, die hilfreich sind, um Ihre Verdauung anzuregen oder Sie insgesamt zu vitalisieren.
- *Tipps zum Üben* geben praktische Hinweise, um mögliche Schwierigkeiten schon im Vorfeld zu vermeiden.
- *Wann ist Vorsicht geboten?* Hier finden Sie Hinweise, wann Sie eine bestimmte Übung nur sehr achtsam üben oder ganz meiden sollten. Achten Sie aber auch bitte immer genau auf Ihr eigenes Empfinden! Schließlich können nur Sie Spezialist/-in für sich selbst sein!
- *Ergänzende Haltungen* helfen, ein Asana gut vorzubereiten, zu ergänzen oder auszugleichen (praktisch für selbst gestaltete Programme).

Für alle Übungsstufen

Die 65 Asanas und Bewegungsabläufe wurden so ausgewählt, dass sie ein weites Spektrum an Möglichkeiten bieten – sowohl für diejenigen, die erst ein bis zwei Kurse besucht haben und gerade mit dem Üben zu Hause ohne Lehrer/-in beginnen, als auch für jene, die schon lange Yoga praktizieren und sich ein Programm aus anspruchsvolleren Haltungen zusammenstellen wollen.

Um zu wissen, welches Programm Sie brauchen, sollten Sie schon etwas Yogaerfahrung haben (siehe Karte 2).

Ab jetzt müssen Sie beim Üben zu Hause nicht mehr mühsam in Büchern blättern, sondern legen einfach ein paar Karten aus. Diese bieten Anleitung und Tipps auf einen Blick. Mit den vorgeschlagenen Übungssequenzen können Sie gleich starten – und die wohltuende Wirkung genießen! Mit den Karten können Sie Ihr Üben zudem ganz individuell gestalten – denn jeder Mensch ist einzigartig, und jeder Yogaübende braucht ein persönliches Programm.

Ins Gleichgewicht kommen – durch individuelle Übungspraxis

Yoga hilft, Körper, Geist und Atem ins Gleichgewicht zu bringen, und tut uns dadurch körperlich und seelisch gut. Gleichgewicht ist jedoch nichts, was einmal erschaffen wird und dann immer bestehen bleibt. Es ist von Natur aus instabil. Jeder Tag beschert uns eine neue Tagesform: durch die Anforderungen des Alltags, aber auch, weil wir (besonders Frauen) stark eingreifenden Biorhythmen unterliegen.
So brauchen wir immer wieder Verschiebungen des Schwerpunkts unserer Übungspraxis, um das Gleichgewicht neu zu erschaffen. Die Karten machen Ihnen diese Feinabstimmung leicht.

Mit Yogakarten ganz flexibel

Sie stellen sich ein Basisprogramm aus den Karten zusammen – und können je nach Bedürfnis Karten auswechseln oder ergänzen. Wenn Sie mehr Zeit haben, erweitern Sie das Programm um einige Karten.
Vielleicht werden Sie auch die eine oder andere Karte mit Übungen, die Ihnen am Arbeitsplatz guttun, einfach und platzsparend mitnehmen und auf den Schreibtisch stellen, um im Laufe des Tages ans Üben erinnert zu werden.
Oder Ihre momentane Lieblingsabfolge begleitet Sie als handliches Kartenpäckchen auf Reisen.

Das bietet Ihnen die Yogabox

- *Basics fürs Üben:* Auf den Karten 2 bis 4 finden Sie praktische Hinweise, wie Sie Ihr Üben gestalten können und was Sie dabei beachten sollten.
- *Kurzprogramme:* Auf den Karten 5 bis 8 finden Sie eine Sonnengrußanleitung und kurze Übungsprogramme für verschiedene Bedürfnisse wie Rückenstärkung oder Entspannung.
- *Überblick:* Die Karten 9 bis 11 bieten ein Übungsregister, hilfreiche Bücher & Adressen sowie das Impressum.

Die beste Zeit zum Üben

Grundsätzlich ist jede Zeit des Tages geeignet, um Yoga zu üben. Beachten Sie jedoch Folgendes:

- Seit der letzten größeren Mahlzeit sollten mindestens zwei Stunden vergangen sein. Trinken Sie direkt vor dem Üben weder Kaffee noch Tee oder größere Mengen Flüssigkeit.
- Richten Sie es so ein, dass Sie mindestens 15 bis 20 Minuten völlig ungestört sein können (stellen Sie also unbedingt Telefon und Handy ab).
- Üben Sie morgens noch vor dem Frühstück, wenn Sie einen Kick brauchen, um gut in den Tag zu starten.
- Üben Sie abends, wenn Sie Mühe haben, nach der Arbeit abzuschalten, oder wenn Ihnen vom vielen Sitzen alles wehtut. Direkt vor dem Schlafengehen können einige Asanas helfen, besser einzuschlafen.

Das brauchen Sie

- Tragen Sie bequeme Kleidung, die Sie nicht einengt (BH, Hosenbund, Gürtel …) und die temperaturgerecht variabel ist. Am besten geeignet sind Übungsanzüge oder anliegende Hosen und Tops und ein Sweatshirt. Halten Sie Socken bereit, wenn Sie schnell kalte Füße bekommen.
- Je nach Übung brauchen Sie eine warme, bequeme oder eine rutschfeste Matte. Es empfiehlt sich auf jeden Fall, beides anzuschaffen. Matten gibt es in vielen Größen, Farben und Stärken (Bezugsquellen siehe Karte 10).
- Für die Übungen im Sitzen (auf dem Boden) brauchen Sie ein Meditationskissen – oder Sitzbänkchen, wenn Sie Knieprobleme oder Durchblutungsstörungen in den Beinen haben.
- Für die Entspannungsübungen brauchen Sie eventuell ein flaches Kissen und eine leichte, warme Decke.
- Die Ausrüstung wird etwa 100 Euro kosten und hält viele Jahre.
- Finden Sie einen Platz in Ihrer Wohnung, an dem Sie sich wirklich wohlfühlen. Erklären Sie ihn zu Ihrem Übungsplatz – der nur Ihnen gehört. Gestalten Sie ihn so, dass er Sie erfreut. Blumen, Bilder, Räucherstäbchen, Kerzen, eine schöne Beleuchtung, vielleicht eine kleine Musikanlage für Übungs- oder Meditations-CDs werden Sie einladen, diesen Platz regelmäßig aufzusuchen, um sich dort zu regenerieren und aufzutanken.

Das Üben mit den Yogakarten hat den Vorteil, dass Sie sich zu Hause ein Programm zusammenstellen können, das Ihren momentanen Bedürfnissen entspricht. Gönnen Sie sich dennoch zusätzlich auch Yogaunterricht.

Die Karten können aus Platzgründen in den Anleitungen und Tipps natürlich niemals so genau sein wie eine Yogalehrerin oder ein Übungsbuch. Deshalb sollten Sie den größten Teil der Bewegungsabläufe und Haltungen – wie hier dargestellt oder so ähnlich – möglichst schon einmal unter Anleitung praktiziert haben.

Gönnen Sie sich einen guten Yogaunterricht

- Beim gemeinsamen Üben in der Gruppe fällt einem manches leichter. Es ist erwiesen, dass die meisten Menschen länger in Haltungen bleiben oder Übungen öfter wiederholen, also intensiver üben, wenn sie durch die Gruppenenergie unterstützt werden.
- Die Intensität wird auch dadurch gesteigert, dass der/die Yogalehrer/-in die Übungen, Wiederholungen und Ruhephasen ansagt. Man braucht also nicht selbst daran zu denken, sondern kann sich ganz dem Üben und dem Erleben hingeben.
- Der wesentliche Vorteil des Übens mit Lehrer oder Lehrerin besteht jedoch darin, dass er/sie uns Rückmeldung zu unserem Tun geben kann und uns gegebenenfalls korrigieren wird. Es ist leider unvermeidlich, dass sich beim Üben immer wieder Ungenauigkeiten und sogar Fehler einschleichen, da sich unsere Eigenwahrnehmung und die Fremdwahrnehmung in aller Regel nur wenig decken.

Gut ausgebildete Yogalehrer/-innen finden Sie unter www.yoga.de, www.iyengar-yoga-deutschland.de oder http://de.ashtangayoga.info

Für Übende aller Lehrrichtungen

Der Hatha-Yoga hat sich im Laufe der Jahrhunderte in viele Traditionslinien aufgeteilt, die den Akzent der Körperarbeit ganz unterschiedlich setzen. In diesem Kartendeck beziehe ich mich vor allem auf die Tradition des Yoga der Energie, des Vini-Yoga und des Iyengar-Yoga. Abgesehen davon sind diese Karten jedoch so »neutral«, dass sie von Übenden aller großen Hatha-Yogaschulen benutzt werden können.

So üben Sie am effektivsten

Sicher haben Sie ein Ziel vor Augen, wenn Sie mit dem Üben von Yogahaltungen beginnen: Sie wollen vielleicht beweglicher oder kräftiger werden oder sich besser entspannen lernen.

- Ist es Ihr Ziel, mithilfe der Bewegungsabläufe und Asanas Muskulatur aufzubauen, dann üben Sie am effektivsten, wenn Sie so intensiv (und dennoch gelöst) wie möglich herangehen – sodass Sie nach wenigen Wiederholungen aufhören müssen. Ein solches Übungsprogramm sollten Sie zwei- bis dreimal in der Woche wiederholen, und zwar immer so, dass mindestens 48 Stunden Abstand zwischen den Übungen liegen. Das brauchen die Muskeln während des Aufbaus, um sich zu regenerieren.
- Alle Übungen, die nicht speziell kräftigend sind, können Sie auch täglich wiederholen.
- Bleiben Sie an dem Programm, das Sie sich zusammenstellen, immer einige Wochen dran, damit Sie erfahren können, wie es wirkt, und damit es sich vertiefen kann. Es ist dann Ihr Basisprogramm, das Sie entsprechend Ihren Bedürfnissen variieren werden.

Wann ist Vorsicht geboten?

Beachten Sie bitte die Vorsichtsregeln auf jeder Karte. *Üben Sie grundsätzlich besonders achtsam und vorsichtig …*

- wenn Sie länger krank waren oder sehr angestrengt sind. Wenn Sie unter einer akuten Infektion oder Entzündung leiden oder sich anderweitig krank fühlen, üben Sie bitte nicht.
- bei sehr hohem oder niedrigem Blutdruck (sprechen Sie mit Ihrem Arzt).
- bei Rücken- oder Gelenkschmerzen. Nehmen Sie im Akutfall ein Schmerzmittel. Vor allem wenn Anspannung eine Ursache ist, üben Sie wieder vorsichtig, sobald der Schmerz abklingt. Das hilft, die Muskeln zu durchbluten und »tief durchatmen« zu lassen!
- während der Regelblutung. Gönnen Sie sich in der Schwangerschaft einen Spezialkurs zur Geburtsvorbereitung.
- Lassen Sie – wenigstens zeitweise – Übungen weg, wenn sie Schmerzen bewirken oder verschlimmern (zum Beispiel Vorbeugen, wenn Sie Kopfschmerzen haben). Manchmal hilft Schonung mehr als das beste Üben!
- Bedenken Sie bitte, dass Yogaübungen nicht geeignet sind, um ernsthafte gesundheitliche Probleme zu kurieren.

Wenn Ihr gewohntes Programm nicht mehr genau Ihren Bedürfnissen entspricht, würden Sie es gern verändern und anpassen, wissen aber nicht recht, wie daraus dann wieder ein »rundes« Programm wird?

Ein maßgeschneidertes Programm

Mit den Yogakarten können Sie nun lernen, eigene Programme zu entwickeln. Die Zusammenstellung kann jeden Tag neu erfolgen – eben genau abgestimmt auf die Anforderungen, die dieser spezielle Tag an Sie stellt. Vielleicht begleiten Sie aber auch gewisse Themen über einen längeren Zeitraum, wenn Sie zum Beispiel für eine bestimmte Arbeit länger als gewöhnlich am Schreibtisch sitzen müssen und merken, dass Ihr Rücken stressbedingt zu schmerzen anfängt und sich Ihre Muskulatur verspannt. In so einem Fall würden Sie ein bewährtes Übungsprogramm eine Weile wiederholen und vielleicht nur gelegentlich einzelne Karten austauschen. Durch die Kombination der Karten können Sie auch die Übungsdauer immer wieder flexibel bestimmen, nämlich im Takt der etwa zwei Minuten, die Sie im Schnitt pro Übung brauchen.

Und Sie können ebenso beeinflussen, ob Sie Ihre Übungspraxis eher fordernd oder eher regenerativ gestalten wollen. Finden Sie immer wieder neu das Maß des Übens, mit dem Sie sich weder unter- noch überfordern – und dies kann von Tag zu Tag stark differieren.

Eigene Yogasequenzen gestalten

- Stellen Sie immer Übungen an den Anfang, die Sie erwärmen und mobilisieren (Beispiele finden Sie in den Programmen des Folders).
- Stellen Sie die Übungen so zusammen, dass sie einen für Sie spürbaren Flow ergeben. Das funktioniert am besten, wenn Sie häufige Wechsel der Ebenen (etwa vom Stand zur Rückenlage) vermeiden.
- Planen Sie immer Zeit ein, um am Ende Ihres Programms noch eine Atem-, Konzentrations- oder Visualisierungsübung zu machen und – falls Sie mögen – auch noch eine Schlussentspannung in der Rückenlage oder Bauchlage.
- Machen Sie lieber weniger, und üben Sie die einzelnen Haltungen/Abläufe etwas länger/häufiger; so kann Ihnen der Yoga helfen, sich wieder zu entschleunigen und zu sammeln.

- ***Hände parallel:*** Die Finger sind gerade nach vorn ausgerichtet (in der Regel gespreizt), die Mittelfinger parallel. [2]
- ***Hineinatmen:*** Den Einatem in einen angespannten oder angestrengten Körperbereich hineinfließen lassen – und mit dem Ausatem die Spannung wieder lösen.
- ***Hüftgelenkbreit:*** Der Abstand zwischen den parallel stehenden Füßen. »Faustregel«: Zwischen die Großzehenballen sollte gerade eben Ihre Faust passen. Dann entsteht in der Lotrechten eine Linie von den Hüftgelenken durch die Mitte der Knie und Fußgelenke bis zwischen den zweiten und dritten Zeh. [1]
- ***Kontraktion/kontrahieren:*** Anspannen eines Muskels oder einer Muskelgruppe.
- ***Langer Nacken:*** Der Kopf strebt mit der Schädelbasis nach hinten und oben, und der Kehlbereich bleibt weit und frei. [3]
- ***Mobilisation:*** Blockierte Gelenke wieder beweglich und Muskeln wieder dehnfähig machen.
- ***Nachspüren:*** Eine Übung nachwirken lassen, um in Ruhe wahrzunehmen, was sich durch sie in Körper, Atem und Geist verändert hat.

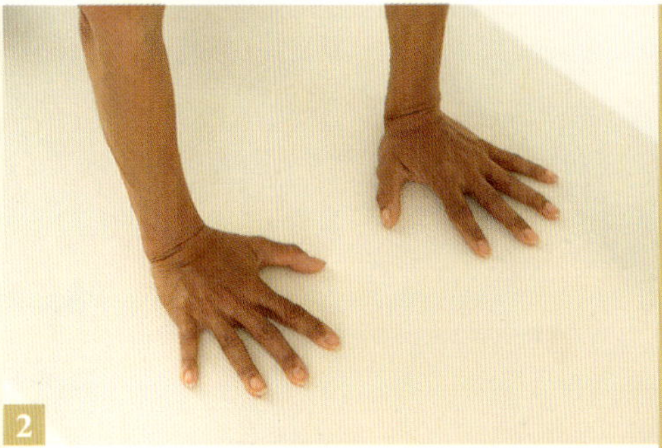
2

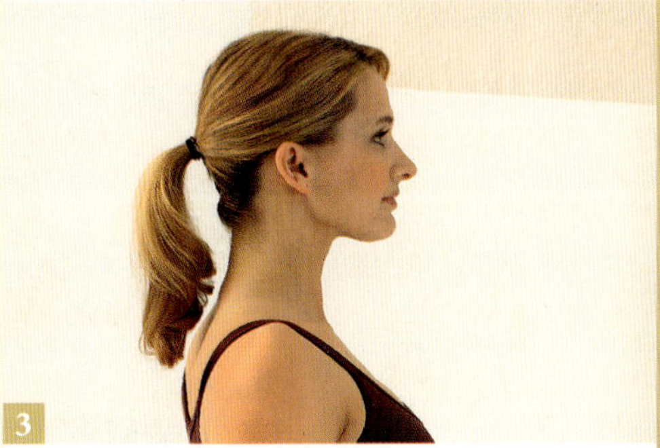
3

- ***Nackenmuskeln entspannen:*** Lösen Sie zuerst alle Spannung im Mund. Lassen Sie den Mundraum weit werden, den Unterkiefer hängen und die Zunge schwer sinken.
- ***Schultergelenkbreit:*** Im Vierfüßlerstand der Abstand der Hände zueinander. Die Handgelenke sind direkt unterhalb der Schultergelenke, die Arme stehen parallel nebeneinander.

Atem und Bewegung verbinden

Das Besondere jeder Yogapraxis ist die ständige, bewusste Einbeziehung des Atems. So ist mit das Erste, was man in einem Yogakurs lernt, auf das Atmen zu achten: wann es möglich ist, den Atem fließen zu lassen, und wann man ihn anhält. Dann lernt man, bei allen Übungen und in allen Haltungen ruhig und tief weiterzuatmen.

Vielleicht haben Sie entdeckt, dass Sie die Luft anhalten, wenn Sie sich sehr konzentrieren oder zu sehr anstrengen. Damit wird der Atem zum Gradmesser des Übens. Solange er strömt, stimmt der Grad des Bemühens. Stockt er, stimmt irgendetwas nicht.

- Lernen Sie vor allem in Bewegungsabläufen und beim Haltungswechsel, diese Bewegung mit Ihrer Atmung zu verbinden. Lassen Sie dabei Ihren Atem den Rhythmus bestimmen, sodass Sie sich ihm entsprechend langsamer oder aber schneller bewegen.
- Beobachten Sie Ihren Atem, und lernen Sie Ihre persönlichen Atemmuster kennen. Werden Sie sich bewusst, welche Atemform Sie am besten »nährt« und mit welcher Sie an Energie und Kraft verlieren.

Grundbegriffe von A bis Z

In den Übungsanleitungen werden immer wieder bestimmte Begriffe auftauchen, die speziell auf die Yogapraxis bezogen sind. Die folgende Übersicht soll Ihnen helfen, diese Begriffe von Anfang an richtig umzusetzen.

- ***Füße parallel:*** Die Linien von der Mitte der Fußgelenke nach vorn zum Raum zwischen dem zweiten und dritten Zeh sind zueinander parallel. Beachten Sie diese Anweisung bitte unbedingt, denn die Ausrichtung der Füße hat große Auswirkungen auf die Stellung der Fußgelenke, der Knie und damit auf die genaue Ausrichtung (Alignement) der Beine. [1]

1

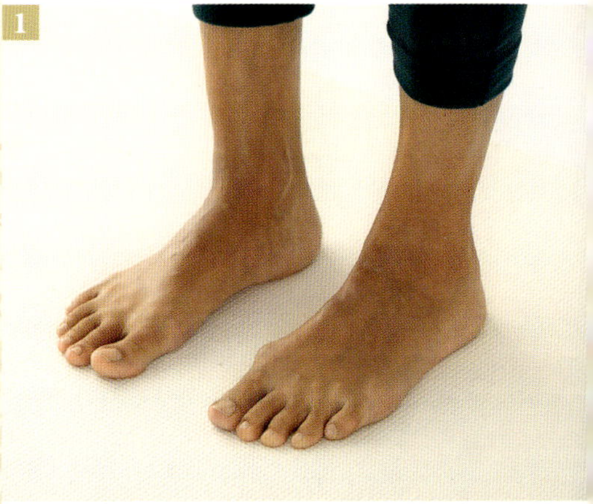

- Kontrahieren Sie den Beckenboden etwas. Heben Sie einatmend Brust, Schultern und Kopf nach vorn und oben. Schauen Sie nach schräg oben. Die Schultern sinken nach hinten, unten und außen. Verweilen Sie in der Kobrahaltung in der Atemfülle. [7]
- Lassen Sie die Stirn sinken. Stellen Sie die Zehen auf. Schieben Sie sich ausatmend (eventuell über den Vierfüßlerstand) nach hinten und oben in die Hundhaltung. Drücken Sie kraftvoll mit den Handwurzeln gegen oder in den Boden. Schieben Sie Ihr Becken mit den Sitzbeinen weit nach oben und hinten. Halten Sie den Kopf zwischen den Oberarmen. [8]
- Schwingen Sie Ihr rechtes Bein vor, sodass der Fuß zwischen den Händen steht. Wenn er nicht so weit kommt, schieben Sie ihn noch etwas vor, bis Ihr rechter Unterschenkel senkrecht (!) steht. Strecken Sie das hintere Bein. Kontrahieren Sie etwas den Beckenboden, und lassen Sie das Becken weit nach vorn und unten sinken. Richten Sie sich einatmend auf. Führen Sie die Arme zu den Seiten, und drehen Sie die Handflächen nach oben. [9]
- Beugen Sie sich vor, und stellen Sie beide Hände neben den rechten Fuß auf. Ziehen Sie ausatmend den linken Fuß nach vorn zwischen die Hände. Heben Sie das Becken, und lassen Sie den Kopf sinken. Vertiefen Sie die Ausatmung. [10]
- Beugen Sie die Beine etwas an. Führen Sie einatmend die Arme über die Seiten [11] nach oben bis über den Kopf und richten Sie sich dabei auf. Schauen Sie hoch zu Ihren Daumen oder leicht nach oben. [12]
- Führen Sie die Arme ausatmend in einem weiten Kreis über die Seiten nach unten. Legen Sie die Hände dann vor der Brust aneinander. [13]
- Wiederholen Sie den Bewegungsablauf 6- oder 12-mal. Spüren Sie anschließend einige Atemzüge lang im Stand und dann in einem aufrechten Sitz nach.

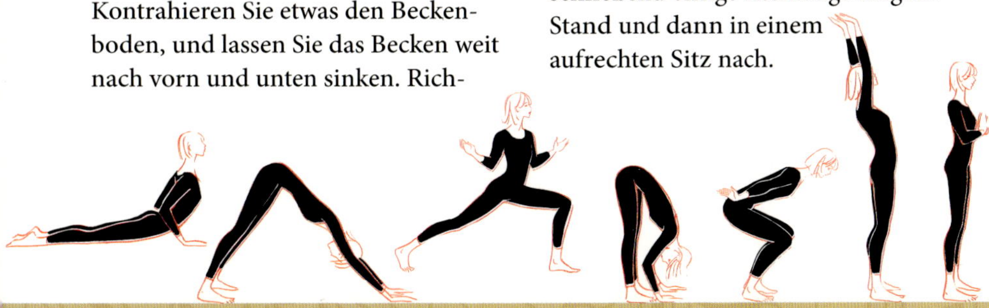

DER SONNENGRUSS SURYA NAMASKAR

Eine Kurzanleitung des Ablaufs mit Fotos finden Sie auf dem Leporello.

- Im aufrechten Stand stellen Sie Ihre Füße hüftgelenkbreit parallel. Schmiegen Sie Ihre Fersen sowie Groß- und Kleinzehenballen an den Boden. Legen Sie die Handflächen aneinander in die Grußhaltung (Namaste). Atmen Sie tief aus. [1]
- Heben Sie einatmend die Arme über die Seiten nach oben. Streben Sie mit dem Brustbein nach vorn und oben. Strecken Sie sich in der Atemfülle in der Brustwirbelsäule, sodass Sie in eine leichte Rückbeuge kommen. Schauen Sie hoch zu Ihren Daumen oder leicht nach oben. [2]
- Führen Sie die Arme ausatmend seitlich nach unten. Beugen Sie die Beine etwas an, und schieben Sie das Becken nach hinten. Kommen Sie so mit langem, gedehntem Rücken in die Vorbeuge. Stellen Sie die Fingerkuppen oder flachen Hände seitlich neben den Füßen auf. Lassen Sie den Kopf entspannt hängen. Streben Sie mit Ihrem Becken so weit wie möglich nach oben. [3]
- Machen Sie mit dem rechten Bein einen weiten Schritt nach hinten. Stellen Sie die Zehen auf. Der vordere Unterschenkel steht senkrecht. Lassen Sie Ihr Becken weit nach vorn und unten sinken. Richten Sie einatmend Ihren Rumpf so weit auf, wie es im unteren Rücken angenehm ist. Führen Sie die Arme zu den Seiten, und drehen Sie die Handflächen nach oben. Verweilen Sie in der Heldenhaltung in der Atemfülle. [4]
- Beugen Sie sich ausatmend vor. Stellen Sie die Hände mit gespreizten Fingern seitlich neben dem Fuß auf. Schieben Sie Ihr linkes Bein nach hinten, und kommen Sie einatmend in die Plankenhaltung. Kontrahieren Sie den Beckenboden, damit das Becken nicht durchhängt. [5]
- Beugen Sie die Arme an, und senken Sie ausatmend Ihren Rumpf behutsam in die Bauchlage. Legen Sie Stirn und Fußrücken auf. [6]

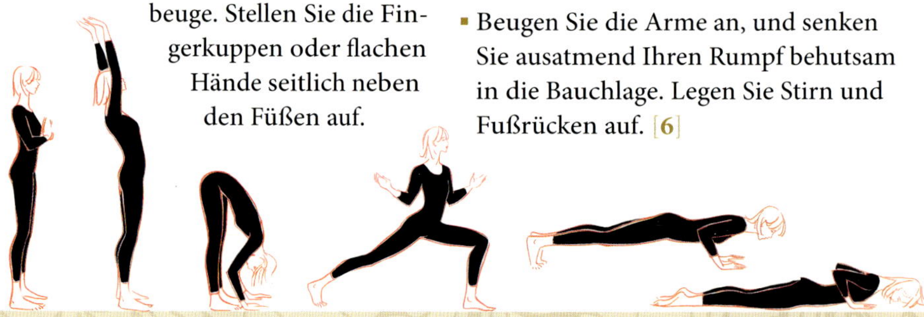

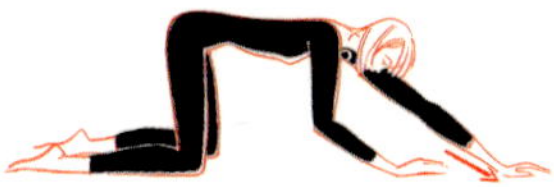
Diagonale Dehnung 12

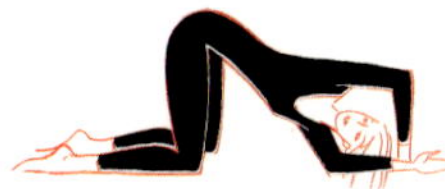
Gedrehte Dehnung 13

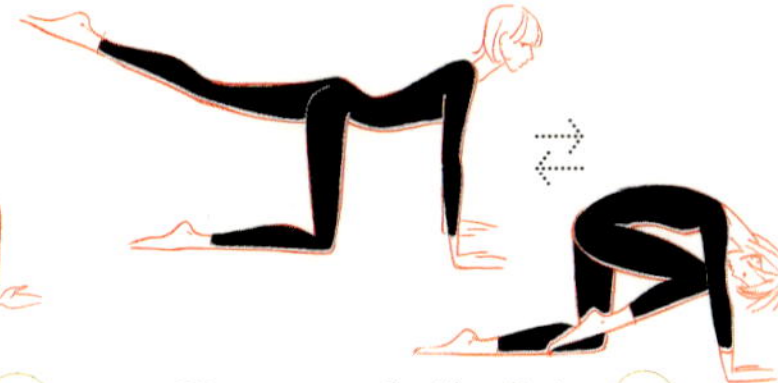
Katze streckt ihr Bein 20

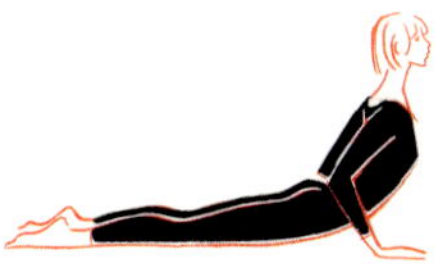
Kobra 28

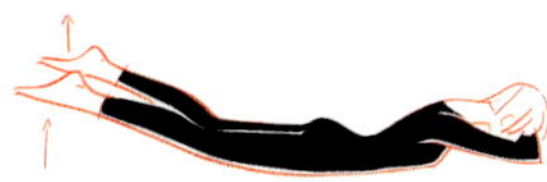
Heuschrecke 29

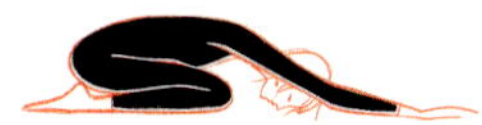
Siegel des Yoga 27

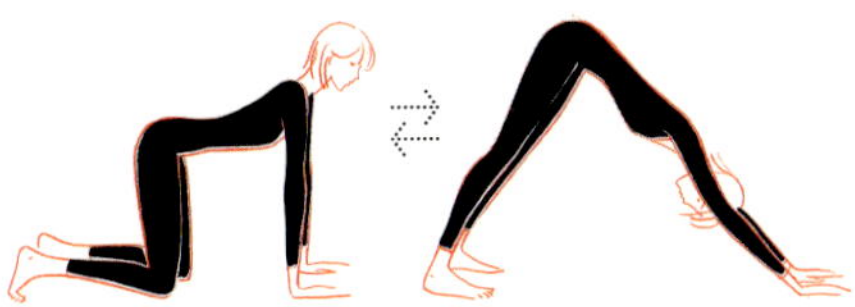
Katze-Hund-Ablauf 21

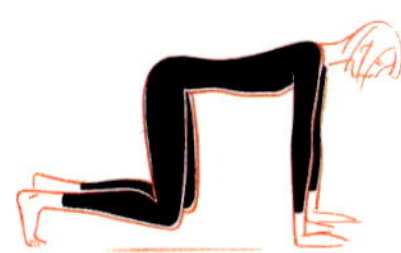
Krafthaltung im Vierfüßlerstand 22

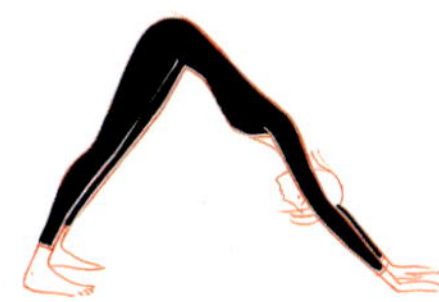
Hund, Gesicht unten 37

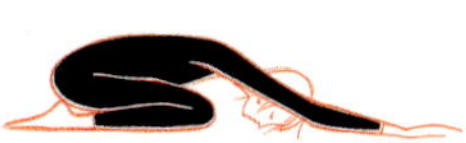
Siegel des Yoga 27

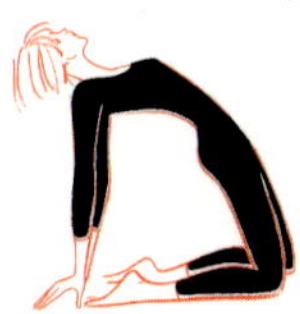
Kamel 32

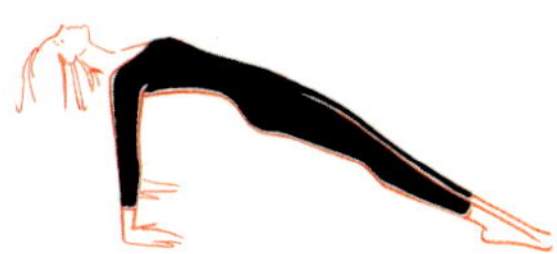
Brett 36

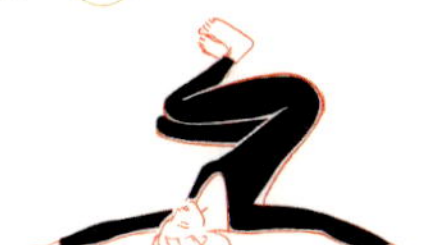
Krokodil (dynamisch) 45

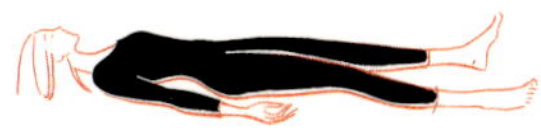
Nachspüren in der Totenhaltung 76

6

ENTSPANNT DIE MUSKELN

15-MINUTEN-PROGRAMM

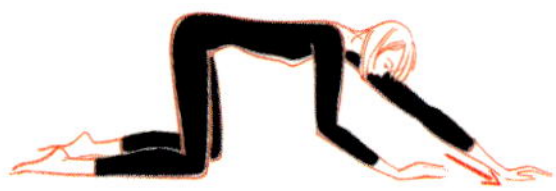

Diagonale Dehnung 12

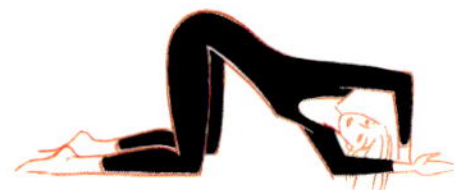

Gedrehte Dehnung 13

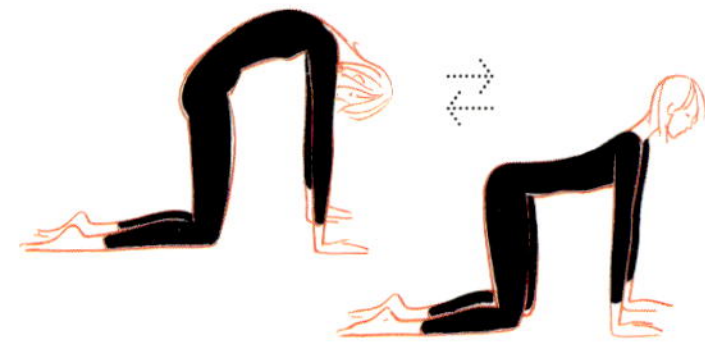

Katze 26

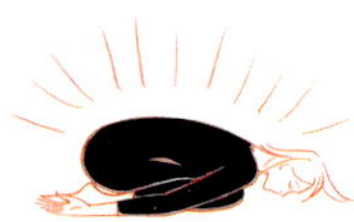

Siegel des Yoga 27
(tief in den Rücken atmen)

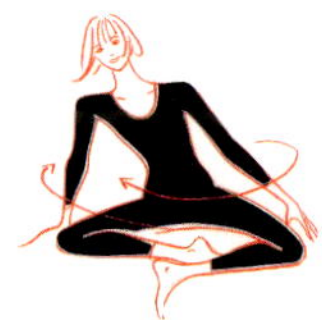

Um die innere Achse kreisen 16

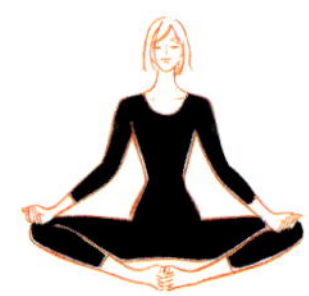

Geschlossener Winkel 43

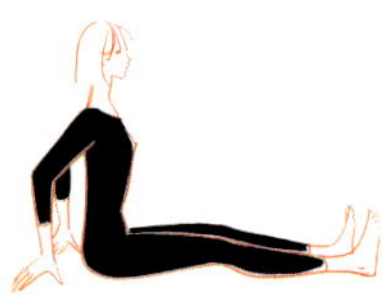

Stock 39

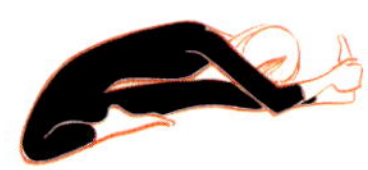

Kopf-zum-Knie-Haltung 40

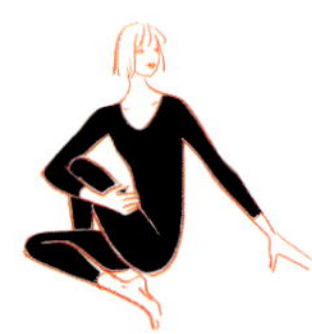

Drehsitz 63

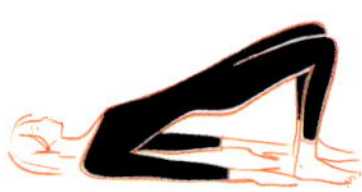

Schulterbrücke 33

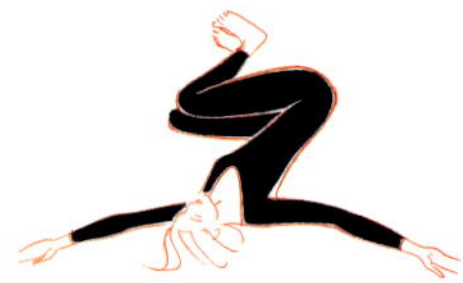

Krokodil (dynamisch) 45

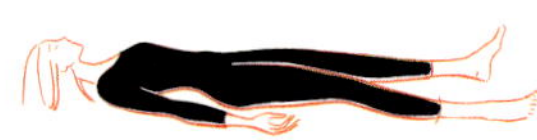

Nachspüren in der Totenhaltung 76

STÄRKT DIE ATEMKRAFT

7

15-MINUTEN-PROGRAMM

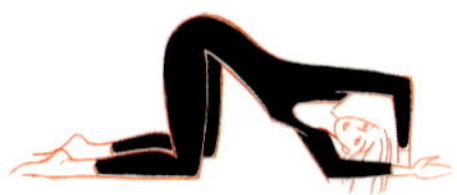

Gedrehte Dehnung 13
(Atmung mit Reibelaut) 74

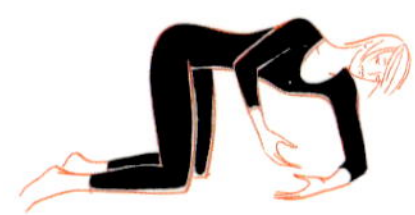

Sich zur Seite öffnen 14
(Atmung mit Reibelaut)

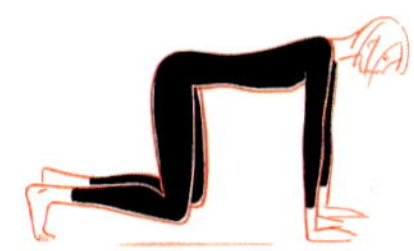

Krafthaltung 22
im Vierfüßlerstand

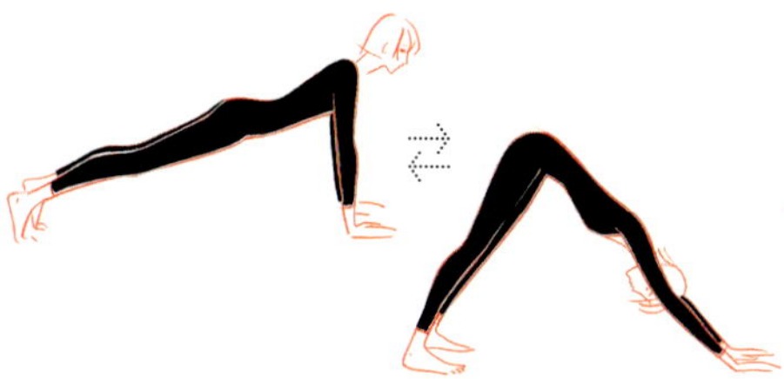

Planke 35 *und Hund* 37
(Atmung mit Reibelaut)

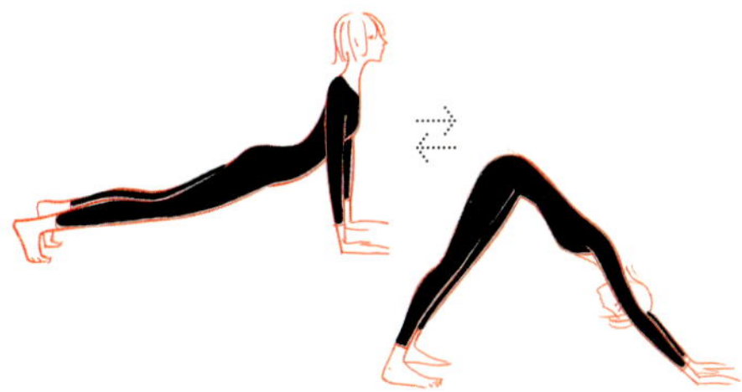

Hund, Gesicht oben 34
und Hund, Gesicht unten 37

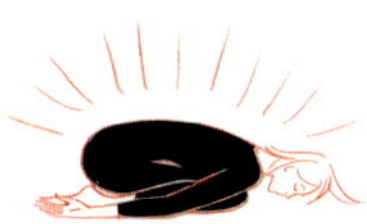

Siegel des Yoga 27
(tief in den Rücken atmen)

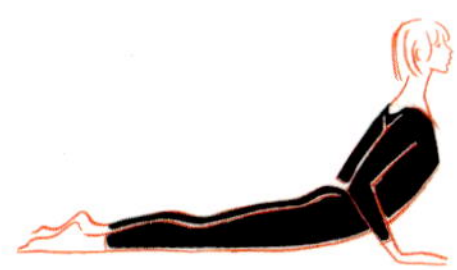

Kobra 28
(tiefe Bauchatmung)

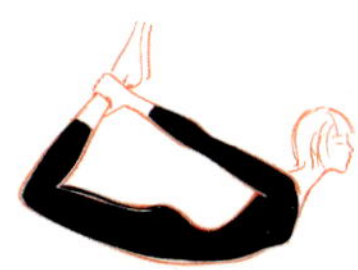

Bogen 30
(tiefe Bauchatmung)

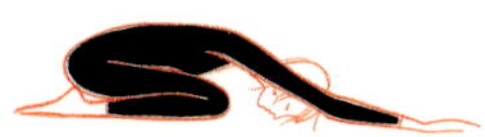

Siegel des Yoga 27

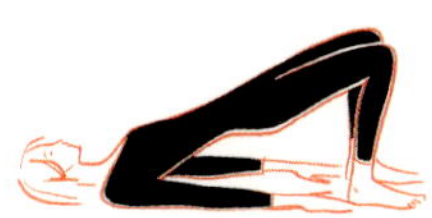

Schulterbrücke 33
(Atmung mit Reibelaut)

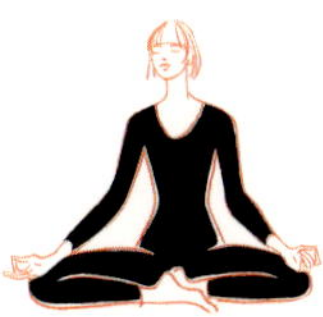

Im aufrechten Sitz 24
nachspüren

7

HILFT DER VERDAUUNG

15-MINUTEN-PROGRAMM

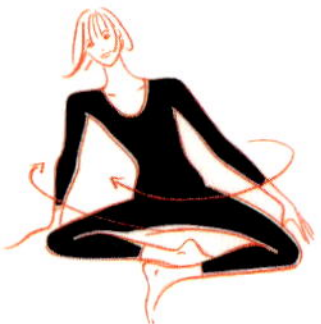

Um die innere Achse kreisen 16

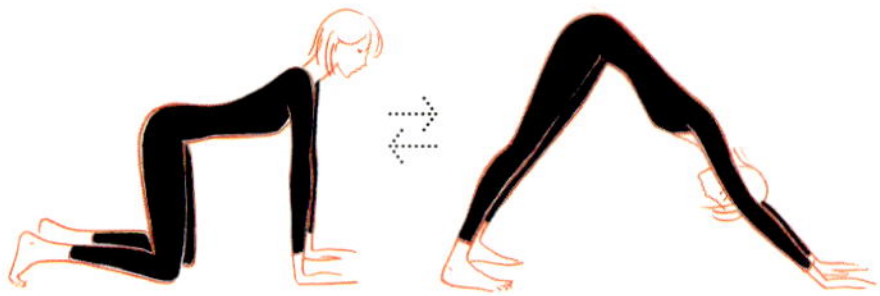

Katze-Hund-Ablauf 21

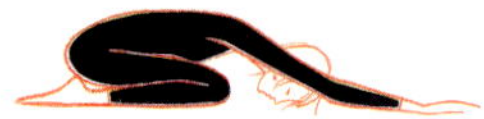

Siegel des Yoga 27

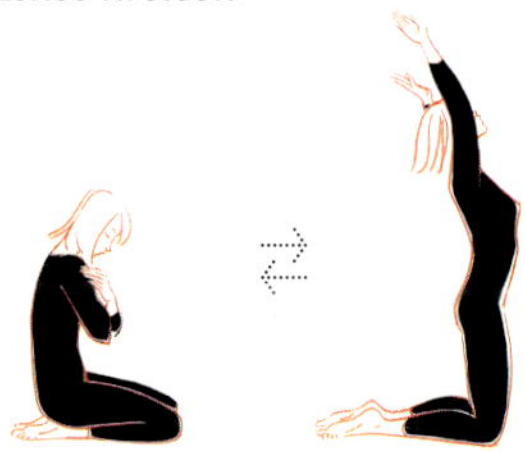

Sich öffnen und schließen 15

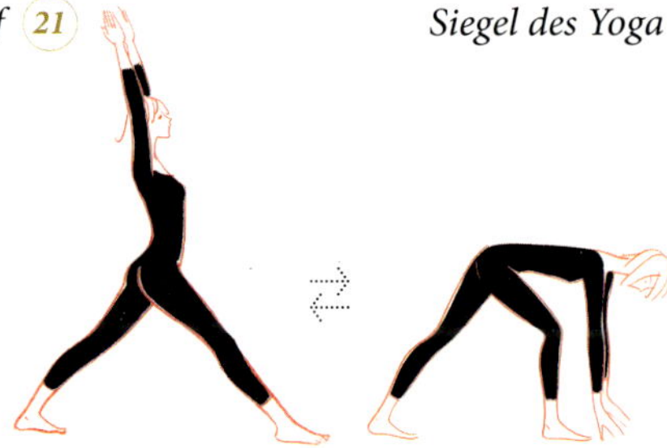

Flankendehnung, Variante 50

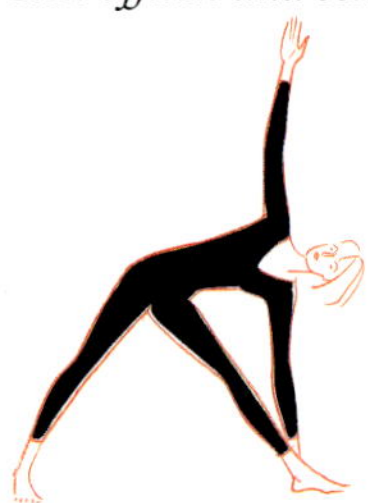

Gestrecktes Dreieck (beide Seiten) 52

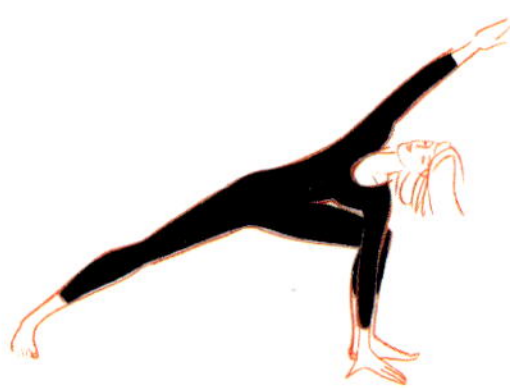

Gestreckte Flankendehnung (beide Seiten) 54

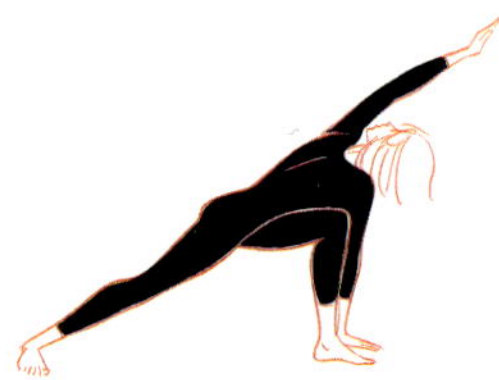

Gedrehte Flankendehnung (beide Seiten) 55

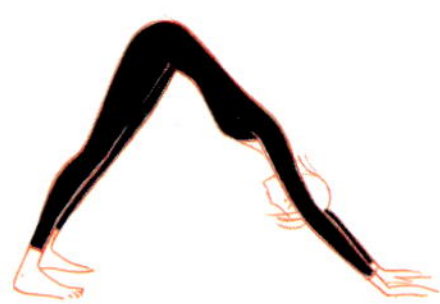

Hund, Gesicht unten (beim Ausatmen Nabel einziehen) 37

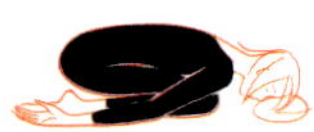

Siegel des Yoga 27

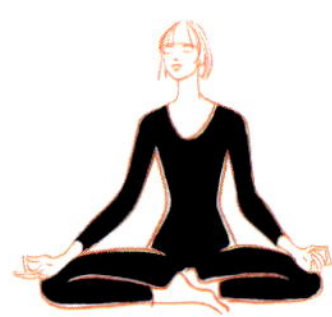

Tief atmen mit Reibelaut 74

BERUHIGT DEN GEIST

20-MINUTEN-PROGRAMM

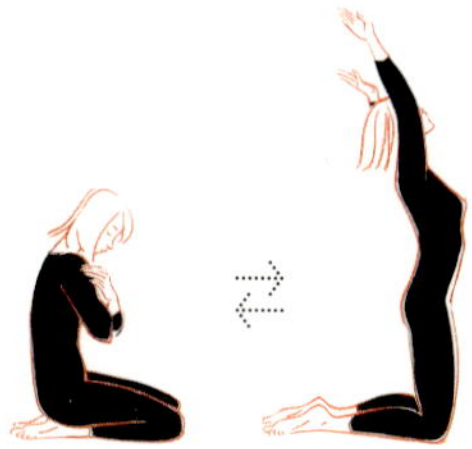

Sich öffnen und schließen 15

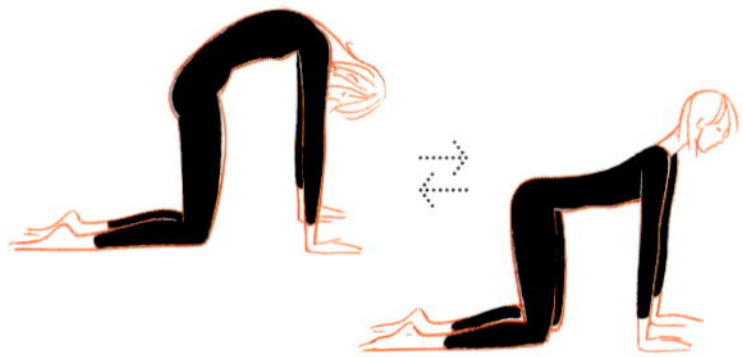

Katze 26
(beim Ausatmen den Bauch einziehen)

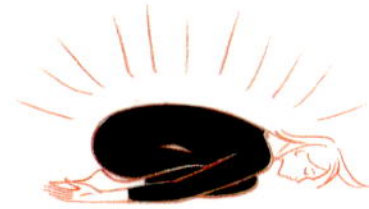

Siegel des Yoga 27
(tief in den Rücken atmen)

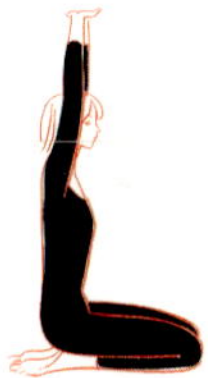

Weite im Brustraum 17

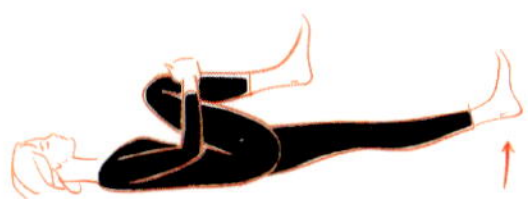

Psoasdehnung 19

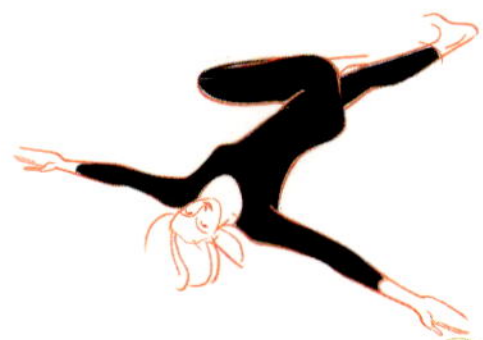

Krokodil (statisch) 44

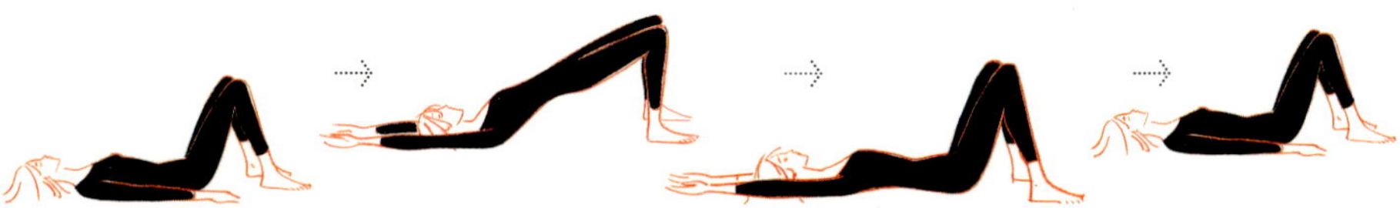

Schulterbrückenablauf 23

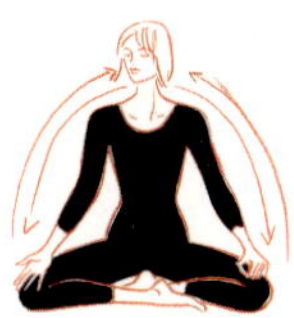

Energielenkung über die Arme 72

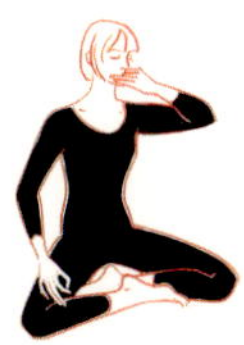

Wechselatmung 73

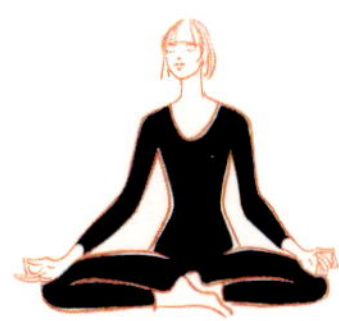

Meditation im aufrechten Sitz 24

VITALISIERT ALLGEMEIN

20-MINUTEN-PROGRAMM

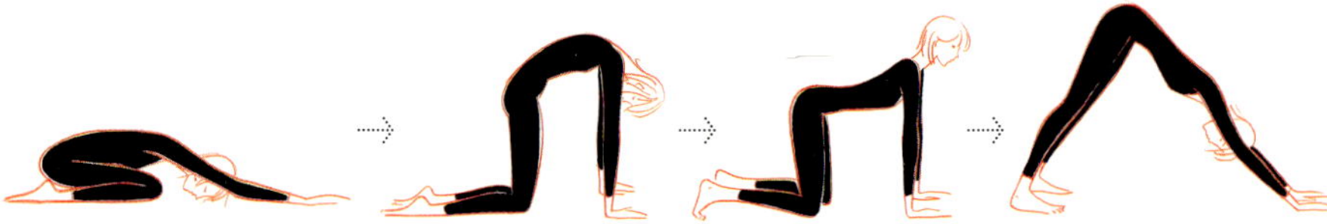

Katze-Hund-Ablauf 21

Sonnengruß 6-mal 5

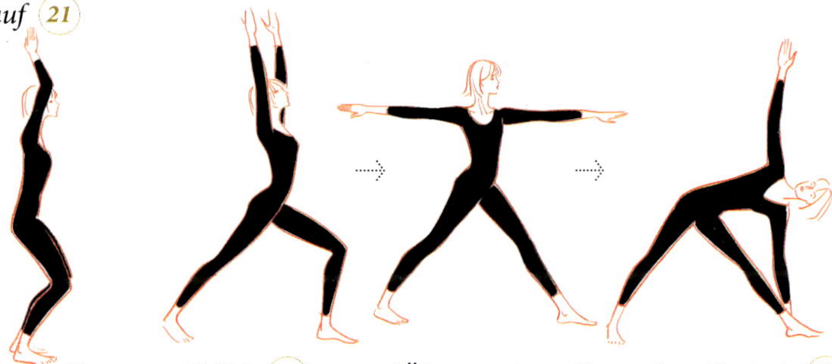

Kraftvolle Haltung 47 *Held I* 48 *(Übergang)* *Gestrecktes Dreieck* 52

Ablauf – je Position 5 Atemzüge

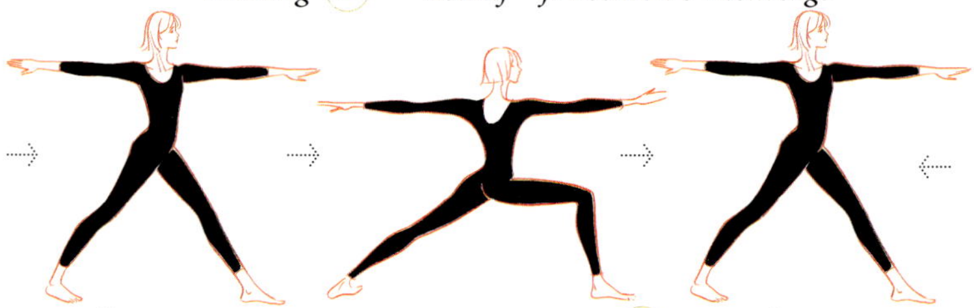

(Übergang) *Held II/Bogenschütze* 49 *(Übergang)*

Ablauf in die Gegenrichtung wiederholen

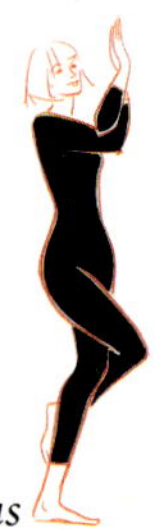

Garudas Haltung 59

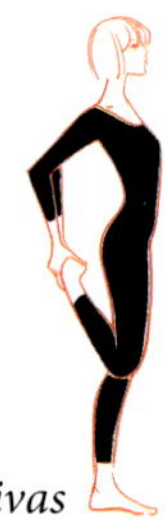

Shivas Tanzhaltung 60

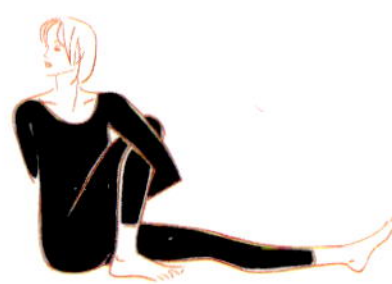

Marichis Haltung III 64

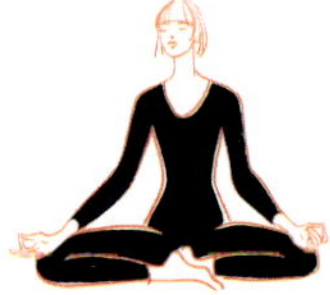

Ruhe & Meditation im aufrechten Sitz 24

Sanskritnamen

ZUM NACHSCHLAGEN

DIE ÜBUNGEN VON A BIS Z

Weitere Bücher zum Thema

aus dem GRÄFE UND UNZER VERLAG

Bannenberg, Thomas: ***Yoga für Kinder*** (mit DVD)

Froböse, Ingo: ***Das neue Rückentraining***

Froböse, Ingo: ***Das neue Rücken-Akut-Training*** (mit Poster)

Lang-Reeves, Irene: ***Beckenboden – Das Training für mehr Energie*** (mit CD)

Orzech, Petra: ***Slim-Yoga – Schlank mit Yoga und Gesunder Ernährung*** (mit DVD)

Thielemann-Kapell, Patricia: ***Yoga in der Schwangerschaft*** (mit DVD)

Waesse, Harry/Kyrein, Martin: ***Yoga für Einsteiger***

Wolff, Christiane/Burkert, Gabriele: ***Yoga für den Bekenboden*** (mit DVD)

Zeitschriften

Deutsches Yoga-Forum
hrsg. vom BDY
(Adresse rechts)

Yoga aktuell

Yoga Journal

Übungsvideos

www.yogaeasy.de
Online-Yogastudio (mit vielen Videos von Anna Trökes)

Adressen

Prana-Yogaschule Anna Trökes
www.prana-yoga-berlin.de

Qualifizierte Yogalehrer/-innen in Ihrer Nähe finden Sie über:

BDY – Berufsverband der Yogalehrenden in Deutschland e. V.
Bürgerstraße 44
37073 Göttingen
www.yoga.de
www.bdy.de

IYENGAR®-Yoga Deutschland (IYD) e. V.
Pappelallee 24
10437 Berlin
www.iyengar-yoga-deutschland.de

SYG – Schweizerische Yoga-Gesellschaft
Sekretariat
Aarbergergasse 21
CH–3011 Bern
www.syg.ch

Bezugsquellen

Matten, Kissen und Sitzbänkchen:
Bausinger GmbH
Hauptstraße 12
72479 Straßberg-Kaiseringen
www.bausinger.de

Yoga-Utensilien und -Kleidung:
www.yogishop.com
www.mandala-fashion.com
www.yoga-impression.de

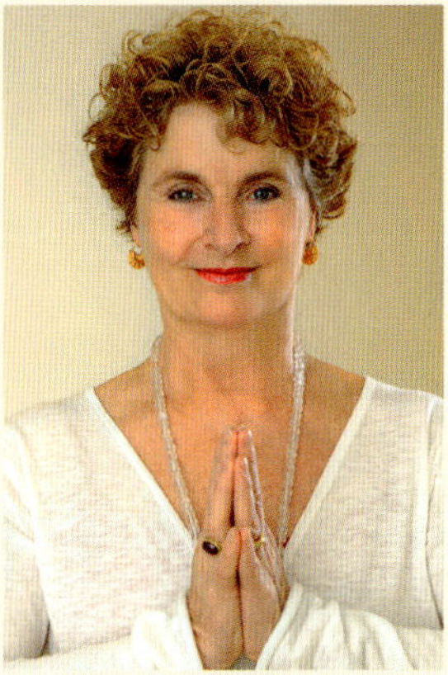

ANNA TRÖKES

ist eine der profiliertesten Yogalehrerinnen und -autorinnen im deutschsprachigen Raum. Sie unterrichtet seit 1974, hat eine eigene Yogaschule in Berlin und lehrt seit 1983 innerhalb der Yogalehrer-Ausbildungen des Berufsverbandes der Yogalehrenden Deutschlands (BDY) und anderer europäischer Verbände.
Anna Trökes ist Heilpraktikerin, ausgebildete Rückenschulleiterin und Seminarleiterin für Rücken-Braining®.
Sie kombiniert in ihrer Arbeit die Erkenntnisse der Psychologie und der medizinischen Forschung mit der Yogaphilosophie und den seit Jahrhunderten bewährten Übungen des Hatha-Yoga.
Yoga ist für sie ein ganzheitliches Übungssystem, das den modernen Menschen in Theorie und Praxis durch die Herausforderungen des Alltags begleiten kann.
In den letzten 15 Jahren hat sie über 30 Bücher, CDs und DVDs zum Thema Yoga veröffentlicht.

Yogabücher von Anna Trökes

Die meisten Yoga-Bücher von Anna Trökes, die im GRÄFE UND UNZER VERLAG erschienen sind, finden Sie auf Karte 11.

Trökes, Anna: ***Die kleine Yoga-Philosophie;*** O. W. Barth Verlag

Trökes, Anna: ***Der kleine Alltagsyogi;*** GRÄFE UND UNZER VERLAG

Trökes, Anna: ***Wie der Yoga zu den Menschen kam und andere schöne Yogageschichten;*** Theseus Verlag

Trökes, Anna: ***Yogameditation;*** Theseus Verlag

Trökes, Anna: ***Yoga-Meditation für Anfänger;*** Verlag Via Nova

Tatzky, Boris/Trökes, Anna/Pinter-Neise, Jutta: ***Theorie und Praxis des Hatha-Yoga;*** Verlag Via Nova

Komplett überarbeitete Neuausgabe von »Die Yogabox«; GRÄFE UND UNZER VERLAG 2003, ISBN 978-3-7742-6086-3

Projektleitung:
Ilona Daiker
Lektorat & Satz:
Felicitas Holdau
Covergestaltung und Innenlayout: Independent Medien-Design, München
Herstellung:
Anna Bäumner
Litho: Longo AG, Bozen

Printed in China

ISBN 978-3-8338-2353-4
6. Auflage 2016

Bildnachweis

Fotos: Cover vorn GU-Archiv (Johannes Rodach)
Alle weiteren Fotos: Nicolas Olonetzky, München
Illustrationen: Nike Schenkl, Brandenburg
Syndication:
www.jalag-syndication.de

Wichtiger Hinweis

Die Inhalte der vorliegenden Yogakarten haben sich in der Praxis bewährt. Alle Leserinnen und Leser sind jedoch aufgefordert, selbst zu entscheiden, ob und inwieweit sie Übungsanleitungen und Anregungen umsetzen wollen. Autorin und Verlag übernehmen keine Haftung für die Resultate. Führen Sie alle Übungen immer im Rahmen Ihrer Beweglichkeit aus, erzwingen Sie nichts.

www.facebook.com/gu.verlag

GRÄFE UND UNZER

Ein Unternehmen der
GANSKE VERLAGSGRUPPE

QUALITÄTS G|U GARANTIE

DIE GU-QUALITÄTS-GARANTIE

Liebe Leserin, lieber Leser,
wir möchten Ihnen mit den Informationen und Anregungen in diesem Buch das Leben erleichtern und Sie inspirieren, Neues auszuprobieren. Alle Informationen werden von unseren Autoren gewissenhaft erstellt und von unseren Redakteuren sorgfältig ausgewählt und mehrfach geprüft. Deshalb bieten wir Ihnen eine 100%ige Qualitätsgarantie. Sollten wir mit diesem Buch Ihre Erwartungen nicht erfüllen, lassen Sie es uns bitte wissen. Wir tauschen Ihr Buch jederzeit gegen ein gleichwertiges zum gleichen oder ähnlichen Thema um.
Wir freuen uns auf Ihre Rückmeldung, auf Lob, Kritik und Anregungen, damit wir für Sie immer besser werden können.

GRÄFE UND UNZER Verlag
Leserservice
Postfach 86 03 13
81630 München
E-Mail:
leserservice@graefe-und-unzer.de

Telefon: 00800 / 72 37 33 33*
Telefax: 00800 / 50 12 05 44*
Mo–Do: 9.00–17.00 Uhr
Fr: 9.00–16.00 Uhr
(gebührenfrei in D, A, CH)*

Ihr GRÄFE UND UNZER Verlag
Der erste Ratgeberverlag – seit 1722.

11

ZUM NACHSCHLAGEN

BÜCHER, DIE WEITERHELFEN

Bücher von Anna Trökes im Gräfe und Unzer Verlag

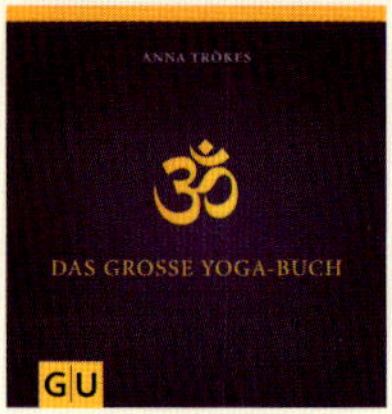

Das große Yoga-Buch
Das moderne Standardwerk zum Hatha-Yoga.
216 Seiten,
€ 29,99 (D)

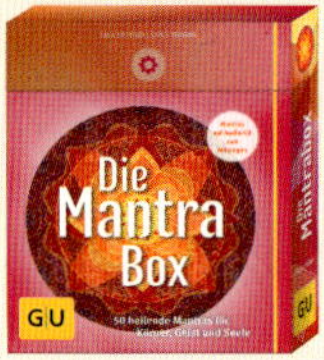

Lisa Freund/Anna Trökes:
Die Mantrabox
(mit Audio-CD)
50 Mantra-Karten zum Meditieren aus der buddhistischen und der Yoga-Tradition. € 16,99 (D)

Yoga-Weisheit
(Tischaufsteller)
Kraftquellen für 52 Wochen.
120 Seiten,
€ 14,99 (D)

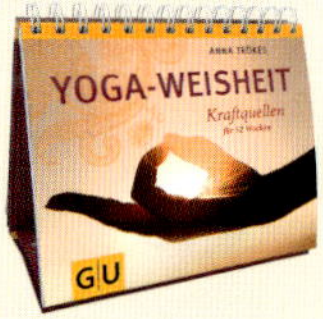

Yoga für den Rücken
(mit DVD)
Großes Rundum-Programm für den Rücken sowie Kurz- und Spezialprogramme.
80 Seiten, € 19,99 (D)

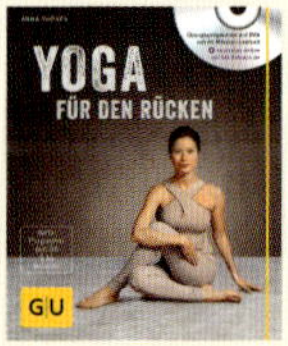

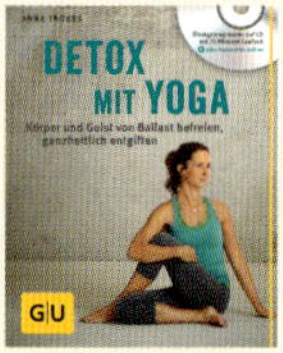

Detox mit Yoga
(mit Audio-CD)
Körper und Geist von Ballast befreien und ganzheitlich entgiften.
80 S., € 17,99 (D)

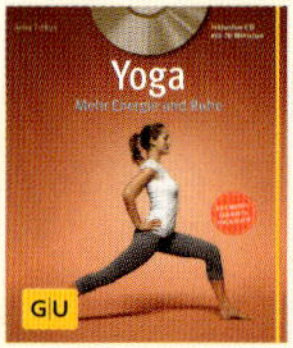

Yoga (mit Audio-CD)
Übungsprogramme für mehr Energie und Ruhe.
80 Seiten, € 17,99 (D)

Yoga Nidra
(mit Audio-CD)
Die Yoga- Tiefenentspannung für mehr innere Ruhe und Entspannung.
80 Seiten, € 16,99 (D)

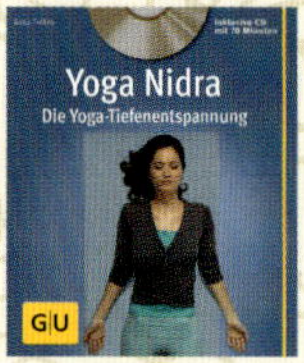

Yoga für Fortgeschrittene
Anatomie, Wirkungen, Mythologie, Symbolik und geistige Ebene der Asanas verstehen.
256 Seiten, € 24,99 (D)

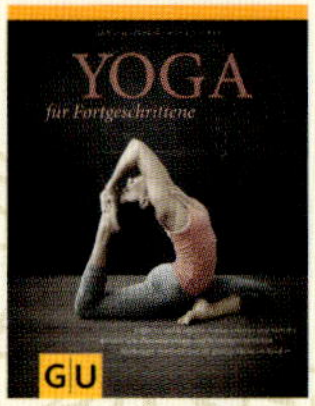

DIE DIAGONALE DEHNUNG

VORBEREITUNG & AUSGLEICH

Wirkung

- *Dehnt und entspannt die Rückenmuskeln.*
- *Belebt den ganzen Rücken.*
- *Mobilisiert den Brustkorb.*
- *Vertieft und belebt den Atem – und zwar umso intensiver, je mehr Sie Atem und Stimme frei lassen.*
- *Entspannt und beruhigt den Geist.*

VARIANTE IM VIERFÜSSLERSTAND

- Kommen Sie in den Vierfüßlerstand. Dehnen Sie sich mit dem linken Arm weit nach rechts vorn. Beugen Sie den rechten Arm etwas an, und lassen Sie die linke Flanke und Achselhöhle weit zum Boden sinken.
- Kehren Sie zur Mitte zurück, und dehnen Sie sich dann in gleicher Weise mit dem rechten Arm weit nach links vorn.
- Wiederholen Sie die Bewegung einige Male. Versuchen Sie dabei, Flanke und Achsel immer weiter sinken zu lassen. Lösen Sie Spannung in diesem Bereich, indem Sie tief hineinatmen.

Tipps zum Üben

- Wenn Sie empfindliche Knie haben, legen Sie sich eine zusammengefaltete Decke unter.
- Gestalten Sie diese relativ freie Bewegung ganz nach Ihren Bedürfnissen. Dehnen Sie sich wohlig wie eine Katze – und zwar bis in die Krallenspitzen.
- Achten Sie darauf, sich immer ganz deutlich in die Diagonale hineinzudehnen.

Wann ist Vorsicht geboten?

- *Bei Schulter-Nacken-Syndrom/Schulterentzündungen.*
- *Bei akuten Rückenschmerzen.*
- *Bei Problemen in den Hüften und Leisten: Üben Sie die Variante im Vierfüßlerstand.*

Ergänzende Haltungen

Gut als Beginn einer Übungssequenz.

Zum Ausgleich:
HUND, GESICHT UNTEN
→ *Karte* 37
GEDREHTE DEHNUNG
→ *Karte* 13

12 DIE DIAGONALE DEHNUNG

VORBEREITUNG & AUSGLEICH

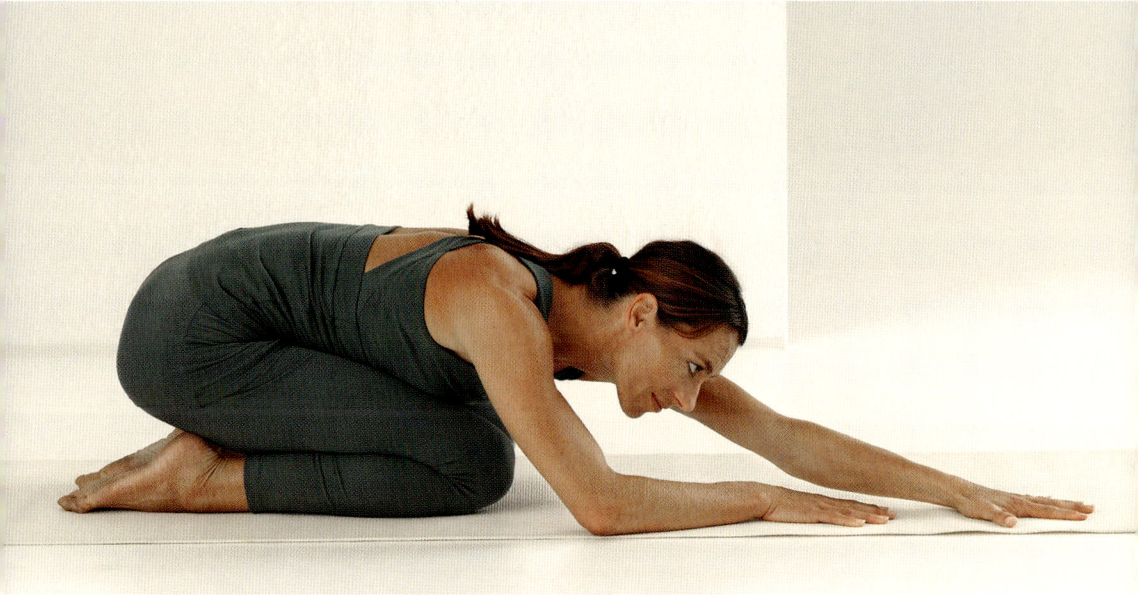

- Kommen Sie in den Fersensitz, und stellen Sie die Hände vor den Knien auf. Heben Sie den Brustkorb zwischen den Oberarmen weit nach vorn und oben, und legen Sie ihn dann auf die Oberschenkel.
- Strecken Sie den linken Arm weit nach rechts vorn, und dehnen Sie sich genüsslich bis über die Fingerspitzen.
- Kehren Sie zur Mitte zurück. Strecken Sie dann den rechten Arm aus, und dehnen Sie sich über die Fingerspitzen Ihrer rechten Hand weit nach links vorn in den Raum hinein.
- Fahren Sie damit fort, sich abwechselnd nach rechts und links in die Diagonale zu dehnen. Lassen Sie Ihren Atem und die Stimme frei, und machen Sie zu diesem Dehnen all die Geräusche, die Ihnen dabei Spaß machen.
- Spüren Sie anschließend in einem aufrechten Sitz Ihrer Wahl nach (Karte 24).

Wirkung

- *Dehnt die Flanken und fördert dadurch die Flankenatmung.*
- *Mobilisiert den Brustkorb und die Brustwirbelsäule.*
- *Entspannt die Muskeln des unteren und mittleren Rückens.*
- *Kräftigt die Muskeln der Arme, der Schultern und der Brust.*

VARIANTE FÜR MEHR MUSKELKRAFT

Wenn Sie den Kraftaspekt der Übung intensivieren wollen, dann üben Sie folgende Variante:

- Führen Sie die gedrehte Dehnung genau so aus, wie umseitig beschrieben, aber halten Sie beim »Durchtauchen« nach vorn den Unterarm ganz dicht über dem Boden.
- Legen Sie den Arm zu keinem Zeitpunkt ab, sodass Ihr Stützarm deutlich mehr Gewicht zu tragen hat.
- Achtung: Bleiben Sie dabei sehr entspannt im Nacken!

Tipps zum Üben

- Wenn Sie empfindliche Knie haben, legen Sie sich eine zusammengefaltete Decke unter.
- Um Ihren Rumpf wirklich lang dehnen zu können, achten Sie auf genügenden Hand-Knie-Abstand.
- Halten Sie das Becken möglichst unbewegt, damit die Drehung in der Brustwirbelsäule stattfindet.

Wann ist Vorsicht geboten?

- *Bei Entzündungen in den Gelenken der Arme oder im Schultergelenk.*
- *Bei deutlich erhöhtem Blutdruck, Gefahr der Netzhautablösung und erhöhtem Augeninnendruck.*
- *Bei Entzündungen im Kopf oder starken Kopfschmerzen.*
- *Bei Zwischenrippenneuralgien.*

Ergänzende Haltungen

Vorbereitend:
DIAGONALE DEHNUNG
→ *Karte* 12

Zum Ausgleich:
KATZE → *Karte* 26
KATZE-HUND-ABLAUF
→ *Karte* 21

DIE GEDREHTE DEHNUNG

VORBEREITUNG & AUSGLEICH

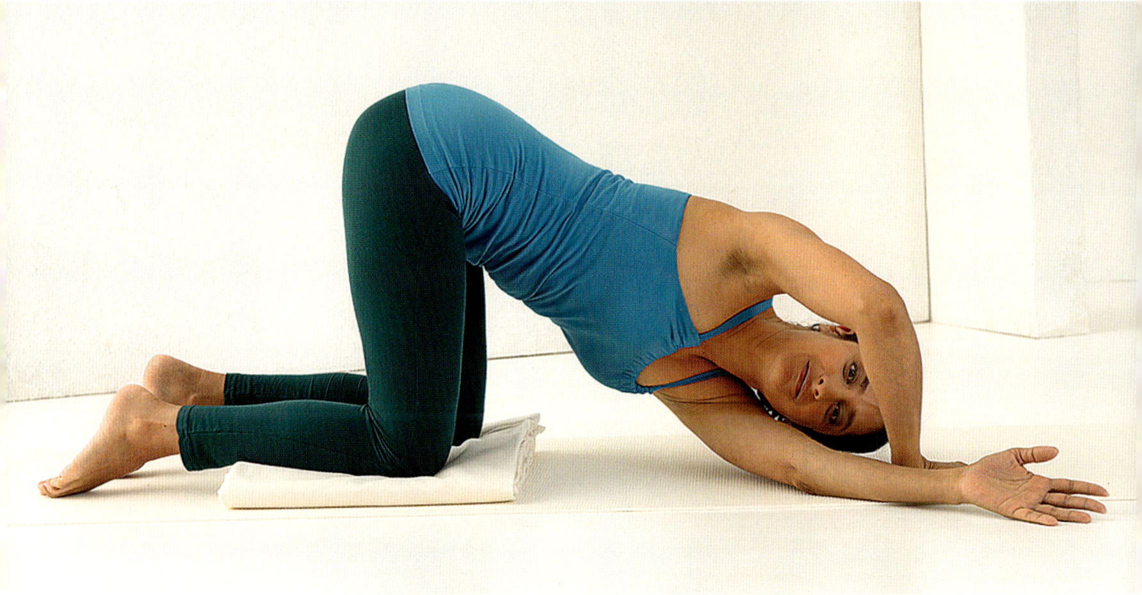

- Kommen Sie in den Vierfüßlerstand. Stellen Sie Ihre Hände etwa eine Handlänge weiter nach vorn.
- Legen Sie Ihre linke Hand mit dem Handrücken so auf den Boden, dass die Fingerspitzen nach rechts weisen.
- Führen Sie die linke Hand hinter dem rechten Handgelenk vorbei, und streben Sie mit ihr weit nach rechts vorn. Drehen Sie den Rumpf gedehnt mit. Beugen Sie den rechten Arm so, dass der Unterarm senkrecht steht. Lassen Sie die linke Schulter und das Ohr in Richtung Boden sinken.
- Um in den Vierfüßlerstand zurückzukehren, drücken Sie mit der rechten Hand fest gegen oder in den Boden, ziehen Ihren linken Arm zurück und stellen die Hand wieder gerade auf.
- Wiederholen Sie die gedrehte Dehnung einige Male im Rhythmus Ihres Atems zu jeder Seite. Spüren Sie anschließend in einem aufrechten Sitz Ihrer Wahl nach (Karte 24).

Wirkung

- *Vertieft und kräftigt die Atmung.*
- *Mobilisiert den Brustkorb.*
- *Kräftigt den großen Brustmuskel.*
- *Kräftigt die haltungsgebende Muskulatur der Schultern.*

VARIANTE AN DER WAND

Wenn Ihnen nicht ganz klar ist, wie die Drehung funktionieren soll, dann üben Sie sie erst einmal an der Wand.

- Stellen Sie sich mit einer Armlänge Abstand vor eine Wand. Legen Sie die Hände in Schulterhöhe und schulterbreit auf.
- Drücken Sie kräftig mit der linken Hand gegen oder in die Wand, und beobachten Sie, wie Ihr Brustkorb sich bald ganz automatisch nach rechts zu drehen beginnt.
- Wiederholen Sie diese Übung einige Male zu beiden Seiten, bis Ihnen das Prinzip der Drehung deutlich geworden ist.

Tipps zum Üben

- Wenn Sie empfindliche Knie haben, legen Sie sich eine zusammengefaltete Decke unter.
- Achten Sie darauf, die Drehung des Brustkorbs nicht durch das Hochziehen des oberen Arms einzuleiten.
- Die Übung ist ziemlich anstrengend – üben Sie sie daher maßvoll, aber regelmäßig!

Wann ist Vorsicht geboten?

- *Bei Zwischenrippenneuralgien.*
- *Bei Entzündungen im Schultergelenk.*
- *Nach Brustamputationen.*

Ergänzende Haltungen

Vorbereitend:
GEDREHTE DEHNUNG
→ *Karte* 13

Zum Ausgleich:
WEITE IM BRUSTRAUM
→ *Karte* 17
HALBER KUHKOPF
→ *Karte* 18

SICH ZUR SEITE ÖFFNEN

VORBEREITUNG & AUSGLEICH

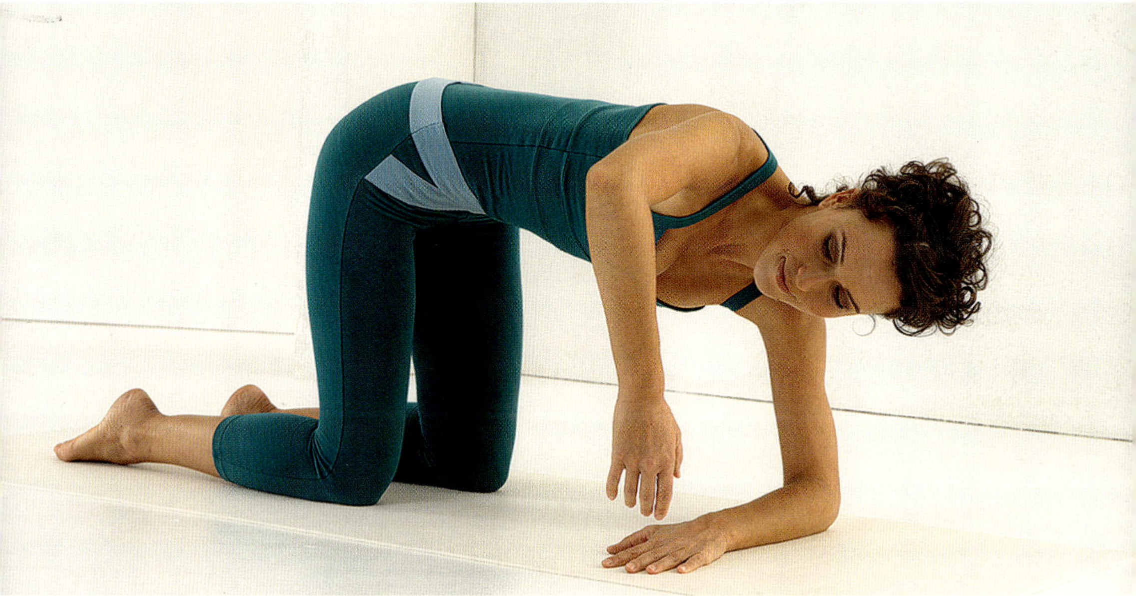

- Kommen Sie in den Unterarmstand, und legen Sie die Arme so voreinander, dass ihre Innenseiten und die Handflächen aufliegen.
- Drücken Sie mit Ihrem linken Unterarm kräftig gegen oder in den Boden, bis sich der Brustkorb nach rechts zu drehen beginnt.
- Dann erst (!) heben Sie den rechten Arm leicht angebeugt wenige Zentimeter an, ohne ihn im Schultergelenk zu bewegen.
- Kehren Sie zurück in den Unterarmstand. Drücken Sie dann mit dem rechten Unterarm kräftig gegen oder in den Boden, und drehen Sie sich nach links.
- Fahren Sie mit dieser Bewegung fort im Rhythmus Ihres Atems. Nehmen Sie den Kopf immer nur so weit mit in die Drehung, dass das Kinn in einer Linie mit dem Brustbein bleibt.
- Spüren Sie anschließend in einem aufrechten Sitz Ihrer Wahl nach.

SICH ÖFFNEN UND SCHLIESSEN

Wirkung

- *Vertieft die Atmung.*
- *Hilft, den Geist zu sammeln und ruhig werden zu lassen.*
- *Unterstützt das Gemüt, zu einer friedlichen und freundlichen Verfassung zu finden.*

VARIANTE MIT YOGA MUDRA

- Lassen Sie im Fersensitz den Oberkörper auf die Oberschenkel und den Kopf zum Boden sinken (Yoga mudra/Siegel des Yoga, Karte 27). Stellen Sie die Hände neben den Knien auf.
- Kommen Sie einatmend hoch in den Kniestand, und heben Sie die Arme über den Kopf.
- Kehren Sie ausatmend zurück in den Fersensitz, überkreuzen Sie die Hände auf der Brust, und ziehen Sie sich in sich zurück.
- Kommen Sie einatmend hoch in den Kniestand, heben Sie die Arme.
- Ausatmend finden Sie sich wieder in der Ausgangshaltung ein, mit dem Oberkörper auf den Oberschenkeln, ganz eingefaltet.

Tipps zum Üben

- Sollten Sie mit dem Kniestand Mühe haben, können Sie den Ablauf auch auf einem Hocker sitzend ausführen.
- Falls Ihre Knie nur etwas druckempfindlich sind, legen Sie sich eine zusammengefaltete Decke unter die Knie.
- Lassen Sie in der Haltung des Sich-Öffnens den Nacken entspannt. Wenn der Kopf zu sehr in den Nacken sinkt, bewirkt das häufig Schwindelgefühle.

Wann ist Vorsicht geboten?

- *Bei Schwindel.*
- *Bei instabilem Blutdruck.*

Ergänzende Haltungen

Vorbereitend:
DIAGONALE DEHNUNG
⇢ *Karte* 12
KATZE
⇢ *Karte* 26

Zum Ausgleich:
SIEGEL DES YOGA
⇢ *Karte* 27
AUFRECHTER SITZ
⇢ *Karte* 24

15 SICH ÖFFNEN UND SCHLIESSEN

VORBEREITUNG & AUSGLEICH

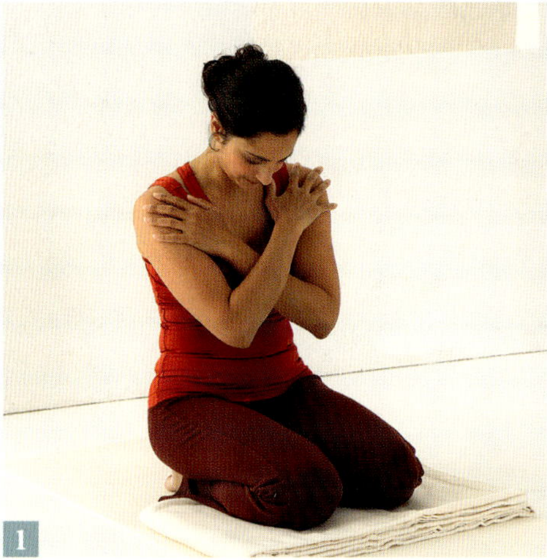

1

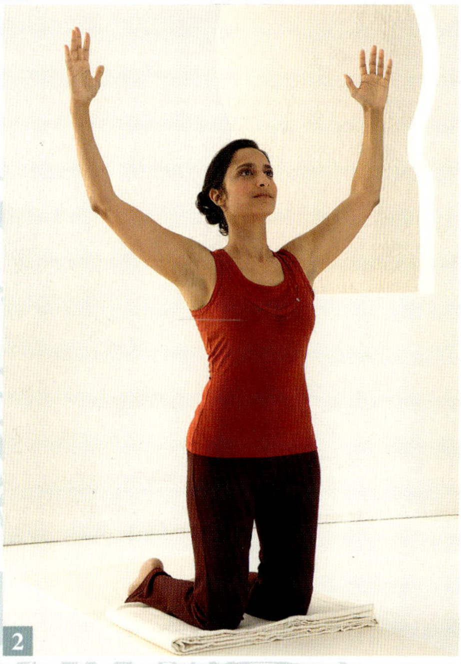

2

- Kommen Sie in den Fersensitz – bei Bedarf auf einem Sitzbänkchen oder Sitzkissen.
- Legen Sie Ihre Hände über Kreuz auf den Brustkorb. Runden Sie leicht den Rücken, lassen Sie Ihr Brustbein nach unten-innen schmelzen und den Kopf etwas sinken. Atmen Sie tief aus, und ziehen Sie sich ganz in sich zurück. [1]
- Kommen Sie einatmend hoch in den Kniestand. Heben Sie die Arme seitlich nach oben, und streben Sie mit dem Brustbein nach vorn und oben. Öffnen Sie sich weit in den Raum über Ihnen, und lassen Sie einen weiten Raum rund um Ihr Herz entstehen. Heben Sie den Kopf so weit, wie es Ihnen im Nacken angenehm ist, und schauen Sie nach oben. [2]
- Wiederholen Sie diesen Bewegungsablauf in Ihrem Atemrhythmus. Verbinden Sie sich dabei mehr und mehr mit der Geste des Sich-Öffnens und des Sich-Zurückziehens, Sich-wieder-im-eigenen-Herzraum-Sammelns.
- Spüren Sie anschließend in einem aufrechten Sitz Ihrer Wahl nach. Wie erfahren Sie sich jetzt in Ihrem Brustraum? Wie hat sich Ihr Atem verändert?

Wirkung

- *Entspannt Gelenke und Muskeln des unteren Rückens.*
- *Verbessert die Fähigkeit, auf dem Boden zu sitzen.*
- *Mobilisiert die Hüftgelenke.*
- *Beruhigt den Geist und das Nervensystem.*

VARIANTE IN DER WINKELHALTUNG

- Kommen Sie in einen Sitz mit gegrätschten Beinen (Winkel, Karte 42). Ziehen Sie mit den Händen die Gesäßmuskeln nach hinten und außen.
- Stützen Sie sich direkt hinter dem Becken mit den Händen ab (Achtung: Schultern entspannt halten!).
- Lassen Sie nun – wie umseitig beschrieben – den Rumpf kreisen. Verändern Sie von Zeit zu Zeit die Drehrichtung, und machen Sie mal kleinere, mal größere Kreise. Halten Sie dabei das Becken ganz fest am Boden.
- Spüren Sie anschließend im aufrechten Sitz (Karte 24) nach.

Tipps zum Üben

- Wenn Sie Mühe haben, das Becken im Sitz mit gekreuzten Beinen aufzurichten, dann legen Sie sich einen Sitzkeil oder ein flaches Kissen unter.
- Reicht das nicht aus, üben Sie auf einem Hocker sitzend.
- Überprüfen Sie mithilfe eines Spiegels, ob Sie den Rumpf wirklich immer ganz gerade halten.

Wann ist Vorsicht geboten?

- *Bei einer Ischiasreizung.*
- *Bei übergroßer Beweglichkeit der Kreuzbein-Darmbein-Gelenke.*
- *Bei Entzündungen der Hüftgelenke.*

Ergänzende Haltungen

Vorbereitend:
GEDREHTE DEHNUNG
→ *Karte* 13
GESCHLOSSENER WINKEL
→ *Karte* 43

Zum Ausgleich:
KAMEL-VARIANTE
→ *Karte* 32
BRETT-VARIANTE
→ *Karte* 36

16 UM DIE INNERE ACHSE KREISEN

VORBEREITUNG & AUSGLEICH

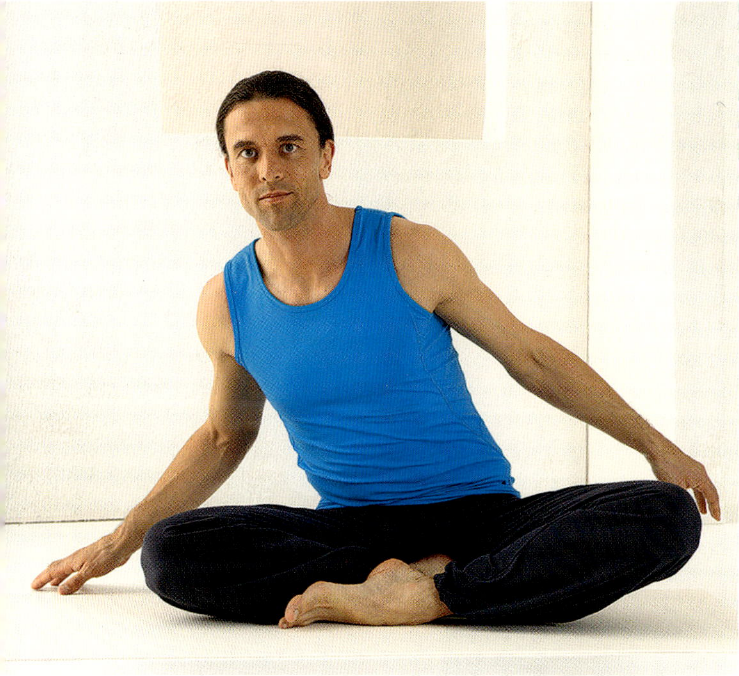

- Kommen Sie in einen Sitz mit gekreuzten Beinen (Karte 24), möglichst ohne hohes Sitzkissen.
- Stützen Sie sich mit den Fingerkuppen hinter dem Becken ab, und richten Sie den Rumpf von der Basis bis zum Scheitelpunkt auf.
- Erhöhen Sie den Druck der Finger, und neigen Sie den Rumpf aus den Hüftgelenken nach vorn, ohne dass sich der Rücken rundet.
- Führen Sie so den Rumpf ganz aufgerichtet nach rechts, hinten, links und wieder nach vorn. Lassen Sie ihn kreisen, als hätten Sie einen Stock verschluckt. Atmen Sie dabei ruhig weiter, und halten Sie das Becken als Ruhepol ganz still am Boden.
- Wechseln Sie von Zeit zu Zeit die Drehrichtung, und lassen Sie die Kreise mal größer, mal kleiner werden.
- Spüren Sie anschließend im aufrechten Sitz im Beckenraum und im unteren Rücken nach.

WEITE IM BRUSTRAUM

VORBEREITUNG & AUSGLEICH

Wirkung

- *Dehnt und weitet den ganzen vorderen Brustraum.*
- *Vertieft die Lungenspitzenatmung.*
- *Dehnt die Brustmuskulatur und verbessert dadurch die Haltung des Schultergürtels.*
- *Kräftigt die Haltemuskulatur des oberen Rückens.*

VARIANTE: KRAFT IM RÜCKEN

- Kommen Sie in einen aufrechten Sitz Ihrer Wahl.
- Verschränken Sie die Hände im Rücken, sodass die Handrücken nach außen weisen.
- Strecken Sie die Arme, und bringen Sie die Handflächen möglichst dicht zusammen. Eventuell heben Sie die Arme nach hinten und oben.
- Achten Sie darauf, die Schultern hinten und unten zu halten! Nehmen Sie eventuell einen Gurt zwischen die Hände, wenn Sie dann die Arme besser strecken oder heben können.

Tipps zum Üben

- Wenn Schmerzen im Schultergelenk auftreten, versuchen Sie nicht, »durch den Schmerz zu gehen«, sondern dehnen Sie sich weniger weit.
- Falls Ihnen sehr schnell die Arme einschlafen: Das ist ungefährlich und verschwindet sofort, wenn Sie die Arme wieder sinken lassen!

Wann ist Vorsicht geboten?

- *Bei Entzündungen oder stark degenerativen Prozessen in den Schultern.*
- *Nach Brustamputation (Gefahr der Zerrung des Narbengewebes).*
- *Bei Angina Pectoris, Herzneurose etc.: Nur behutsam dehnen!*

Ergänzende Haltungen

Vorbereitend:
SICH ZUR SEITE ÖFFNEN
→ *Karte* 14
HUND, GESICHT UNTEN
→ *Karte* 37

Zum Ausgleich:
SICH ÖFFNEN UND SCHLIESSEN
→ *Karte* 15
SIEGEL DES YOGA
→ *Karte* 27

WEITE IM BRUSTRAUM

VORBEREITUNG & AUSGLEICH

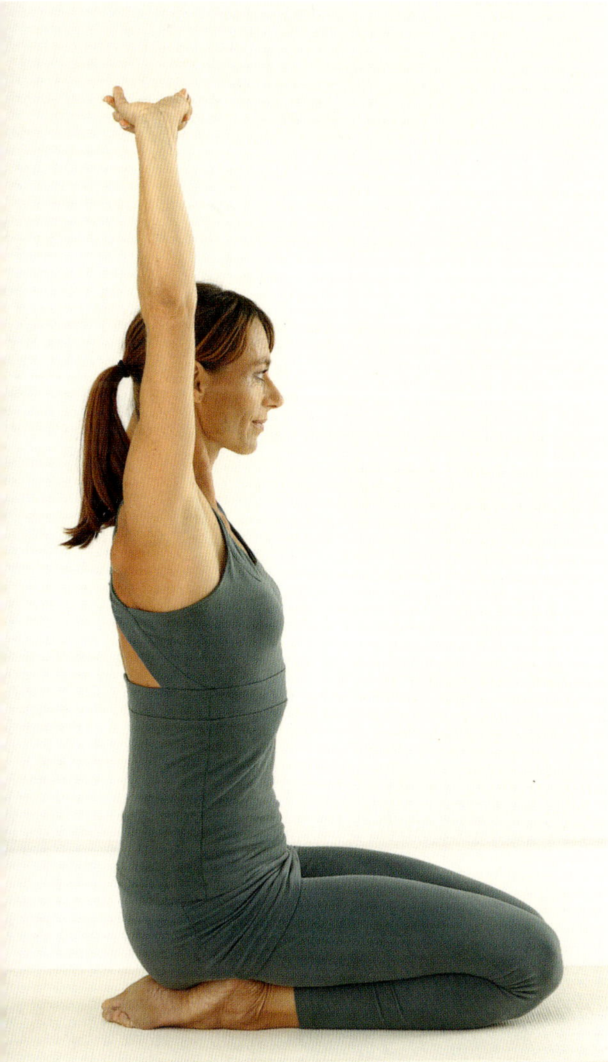

- Kommen Sie in einen aufrechten und bequemen Sitz Ihrer Wahl, wenn möglich in den Fersensitz (Karte 24, Variante). Stabilisieren Sie sich im Becken.
- Verschränken Sie die Hände, und drehen Sie die Handflächen nach außen. Strecken Sie die Arme, und heben Sie sie vorn bis in Schulterhöhe. Heben Sie Ihren Brustkorb so weit, dass es Ihnen noch angenehm ist und Sie gut atmen können.
- Ziehen Sie Ihre gestreckten Arme in den Schultergelenken nach hinten, sodass sich die Schulterblätter annähern. Dann erst heben Sie die Arme so weit wie möglich in die Senkrechte.
- Streben Sie über die Handgelenke nach oben, und lassen Sie gleichzeitig Ihre Schultern nach hinten, unten und außen sinken. Bleiben Sie dabei im unteren Rücken möglichst lang und entspannt.
- Atmen Sie tief und ruhig weiter. Wenn Sie merken, dass Ihre Arme zu ermüden oder einzuschlafen beginnen, lassen Sie sie langsam sinken. Spüren Sie in den Armen, den Schultern und im Brustraum nach.

Wirkung

- *Entspannt die Schultermuskeln.*
- *Dehnt die Brustmuskulatur und verbessert dadurch die Haltung des Schultergürtels.*
- *Verbessert die Beweglichkeit des Schultergürtels.*
- *Wirkt anregend und vertiefend auf die Flankenatmung.*

Tipps zum Üben

- Wenn Schmerzen im Schultergelenk auftreten, gehen Sie nicht »durch den Schmerz«, sondern bewegen Sie sich weniger weit.
- Sie werden merken, dass Sie eine deutliche »Schokoladenseite« haben – hier beginnen Sie zu üben!

Wann ist Vorsicht geboten?

- *Bei Entzündungen oder stark degenerativen Prozessen in den Schultern.*
- *Nach Brustamputation (Gefahr der Zerrung des Narbengewebes und des Lymphstaus).*
- *Bei Angina Pectoris, Herzneurose etc. besonders achtsam dehnen!*

VARIANTE »HAND IN HAND«

Wenn Sie Bewegungseinschränkungen in den Schultergelenken haben, üben Sie folgende Variante:

- Heben Sie den rechten Arm, und lassen Sie die Schulter entspannt nach unten sinken.
- Fassen Sie mit der linken Hand die rechte, und ziehen Sie sie behutsam so weit nach links herüber, wie es Ihnen (schmerzfrei) möglich ist.
- Versuchen Sie, mit jedem Aus- oder Einatmen etwas weiter in die Dehnung hineinzugehen.

Ergänzende Haltungen

Vorbereitend:
DIAGONALE DEHNUNG
→ *Karte* 12
SICH ZUR SEITE ÖFFNEN
→ *Karte* 14

Zum Ausgleich:
SICH ÖFFNEN UND SCHLIESSEN
→ *Karte* 15
SIEGEL DES YOGA
→ *Karte* 27

18 DER HALBE KUHKOPF ARDHA GOMUKHASANA

VORBEREITUNG & AUSGLEICH

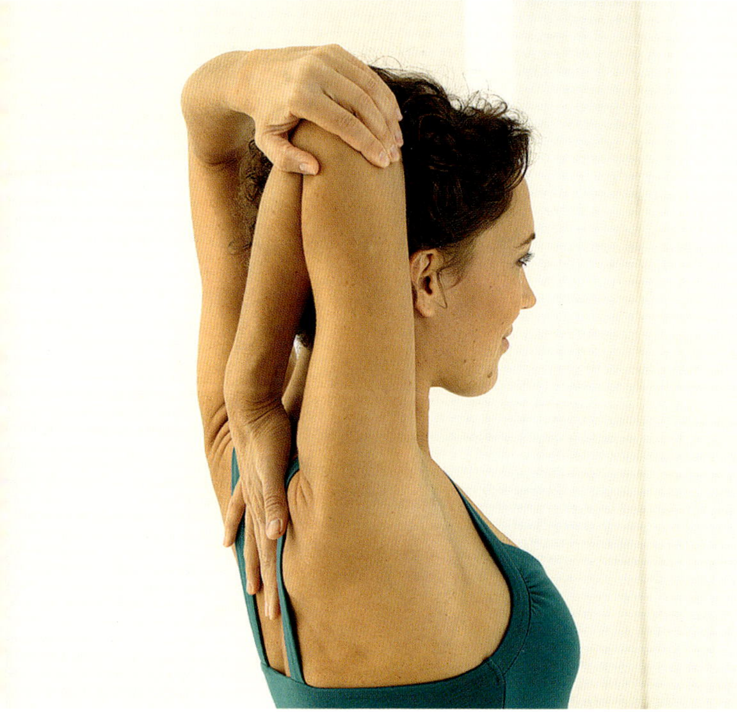

- Kommen Sie in einen aufrechten, bequemen Sitz Ihrer Wahl (Karte 24).
- Heben Sie Ihren rechten Arm über vorn nach oben, ohne die Schulter zu heben. Führen Sie ihn weit nach hinten. Beugen Sie ihn an, und legen Sie die Hand zwischen die Schulterblätter.
- Heben Sie den linken Arm über vorn nach oben. Umfassen Sie mit der linken Hand den rechten Ellenbogen.

Führen Sie den Ellenbogen – wenn möglich – etwas weiter nach hinten und zur Mitte. Werden Sie weit in der rechten Achselhöhle und der Flanke.

- Atmen Sie ruhig und tief weiter. Sobald die Arme zu ermüden oder einzuschlafen beginnen, führen Sie sie nach unten.
- Wiederholen Sie die Haltung mit der linken Hand zwischen den Schulterblättern und der rechten Hand am linken Ellenbogen.

Wirkung

- *Dehnt und entspannt den Psoasmuskel, den wichtigsten Hüftbeuger, der durch unsere »Sitzkultur« chronisch verkürzt ist.*
- *Dehnt die oft verkürzten Bänder an der Vorderseite der Hüftgelenke.*
- *Verhilft durch die Aufdehnung und Erweiterung des Leistenwinkels allmählich zu einer besseren Beckenaufrichtung.*

Tipps zum Üben

- Damit die Psoasdehnung tatsächlich wirkt, bleiben Sie mindestens 1 Minute, maximal 3 Minuten pro Seite in der Haltung.
- Achten Sie darauf, im Schultergürtel sehr entspannt zu bleiben.
- Legen Sie das Bein nicht ab, denn dann ist keine Dehnung möglich. Sinkt es automatisch zum Boden, legen Sie eine gefaltete Decke unter das Becken, sodass es höher liegt.

Wann ist Vorsicht geboten?

- *Bei Leistenbrüchen.*
- *Bei Hüftgelenkdysplasien (besonders bei einer »Schnapphüfte«).*

VARIANTE MIT DEHNUNG DER OBERSCHENKELRÜCKSEITE

- Kommen Sie in die Psoasdehnung, wie umseitig beschrieben.
- Heben Sie den Unterschenkel des linken Beins, während der Oberschenkel ganz dicht am Bauch bleibt.
- Umfassen Sie den Fuß oder Knöchel mit der linken Hand. Dehnen Sie so gleichzeitig die Rückseite des linken Beins und die rechte Leiste.

Ergänzende Haltungen

Vorbereitend:
SCHULTERBRÜCKE
→ *Karte* 33
HEUSCHRECKE
→ *Karte* 29

Zum Ausgleich:
WINKEL-VARIANTE SCHULTERBRÜCKE
→ *Karte* 43

DIE PSOASDEHNUNG

VORBEREITUNG & AUSGLEICH

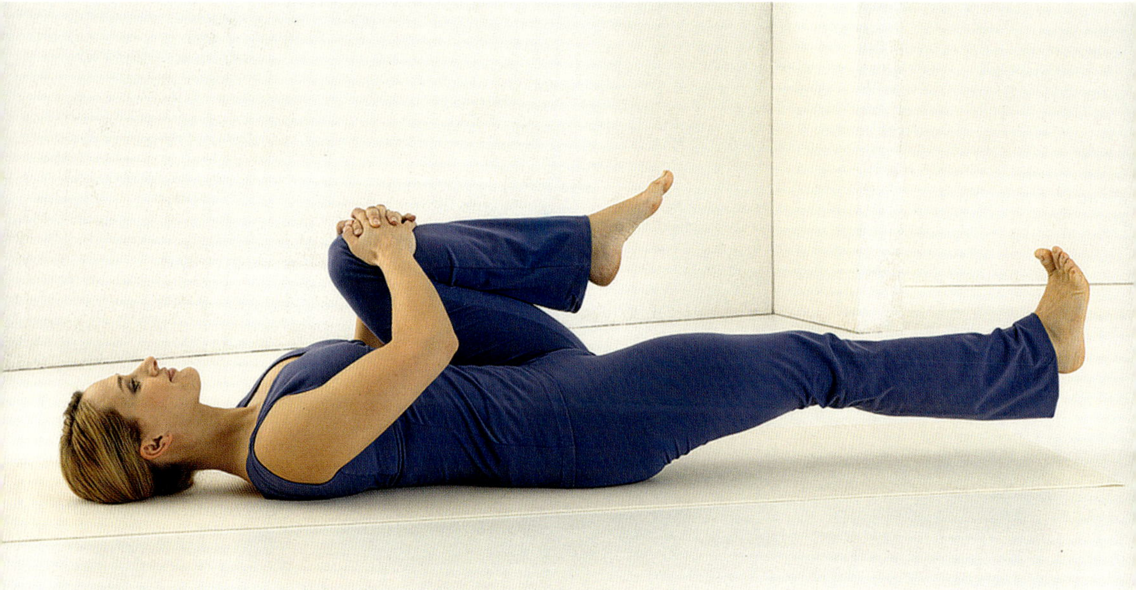

- Kommen Sie in die Rückenlage. Ziehen Sie das linke Bein an den Bauch, und stellen Sie das rechte Bein angebeugt auf.
- Umfassen Sie das linke Bein, und ziehen Sie es so weit wie möglich an den Bauch. Heben Sie das rechte Bein in die Senkrechte, und dehnen Sie es über die Ferse nach oben.
- Senken Sie das gedehnte Bein so weit ab, bis Sie merken, dass der Lendenbereich sich vom Boden lösen will. Halten Sie hier inne. Ziehen Sie das linke Bein noch etwas dichter heran.
- Schieben Sie mit jeder Einatmung die rechte Ferse weiter in den Raum. Lassen Sie das Bein mit jeder Ausatmung weiter sinken.
- Verweilen Sie so, ruhig und tief atmend. Bevor Sie die Seiten wechseln, legen Sie beide Beine ab und vergleichen in der Rückenlage die Wahrnehmung Ihrer beiden Körperseiten, vor allem in den Leisten.

DIE KATZE STRECKT IHR BEIN CAKRAVAK-ASANA-VARIANTE

VORBEREITUNG & AUSGLEICH

Wirkung

- *Mobilisiert die Wirbelsäule.*
- *Entspannt die gesamte Rückenmuskulatur.*
- *Mobilisiert die Hüftgelenke.*
- *Vertieft die Atmung.*
- *Beruhigt den Geist durch die Zentrierung auf den Bauchraum.*

SCHNELLE VARIANTE

Im Kundalini-Yoga führt man diese Bewegung ganz schnell aus. Versuchen Sie das mal – es ist sehr anregend.

- Strecken Sie schwungvoll Ihr Bein nach hinten und oben, und heben Sie den Kopf.
- Lassen Sie das Bein – seinem Gewicht folgend – nach unten sinken, und ziehen Sie es nur wenig heran, bevor Sie es wieder nach oben schwingen.
- Wiederholen Sie diese Bewegung, bis Ihnen ganz warm ist. Lassen Sie den Atem dabei einfach weiterfließen – so, wie er kommt und geht.

Tipps zum Üben

- Bei empfindlichen Knien legen Sie sich eine gefaltete Decke unter.
- Achten Sie beim Heben des Beins darauf, dass beide Hüften ungefähr auf einer Höhe bleiben.
- Lassen Sie die Arme immer ganz gestreckt, damit die Bewegung wirklich im Rücken stattfindet.

Wann ist Vorsicht geboten?

- *Bei Schmerzen in den Hüften oder Leisten.*
- *Bei allen akuten, schmerzhaften Rückenbeschwerden.*
- *Bei Schmerzen in den Armen oder Handgelenken: Üben Sie im Unterarmstand, oder benützen Sie Blöcke zum Abstützen der Hände.*

Ergänzende Haltungen

Vorbereitend:

GEDREHTE DEHNUNG → Karte 13

KATZE → Karte 26

Zum Ausgleich:

SIEGEL DES YOGA → Karte 27

KATZE-HUND-ABLAUF → Karte 21

DIE KATZE STRECKT IHR BEIN

CAKRAVAK-ASANA-VARIANTE

VORBEREITUNG & AUSGLEICH

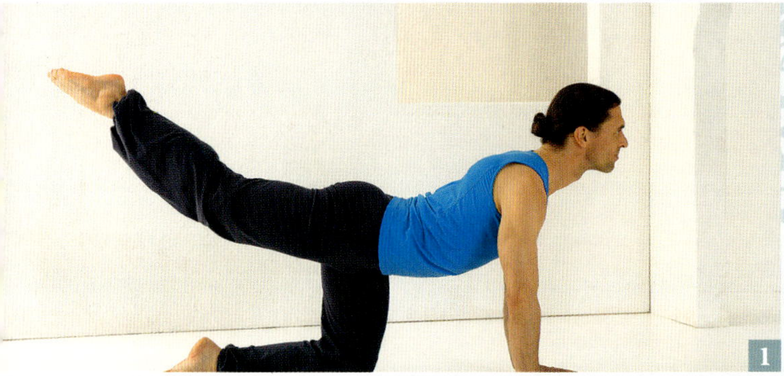

1

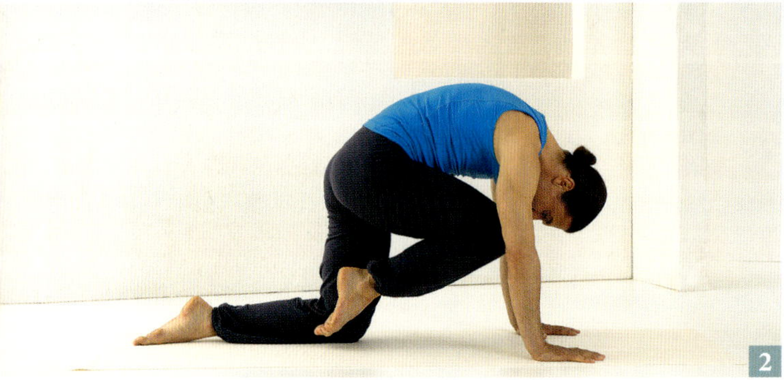

2

- Kommen Sie in den Vierfüßlerstand. Stellen Sie die Handgelenke direkt unter die Schultergelenke und die Knie unter die Hüftgelenke.
- Strecken Sie einatmend Ihr rechtes Bein weit nach hinten und oben, ohne die Hüfte mit zu heben. Richten Sie den Oberkörper auf, und heben Sie den Kopf so, dass Ihr Nacken sich wohlfühlt. [1]
- Ziehen Sie sich ausatmend im Nabelbereich zusammen. Senken Sie den Kopf, runden Sie den Rücken zu einem Katzenbuckel, streben Sie mit dem rechten Knie zur Stirn. [2]
- Fahren Sie fort, im Rhythmus Ihres Atems das rechte Bein zu strecken und wieder zur Stirn zu bewegen – immer jedoch mit dem Gefühl, dass beide Bewegungen in Ihrer Leibesmitte entspringen.
- Wiederholen Sie die Bewegung mit dem linken Bein.

KATZE-HUND-ABLAUF

VORBEREITUNG & AUSGLEICH

Wirkung

- *Mobilisiert und belebt die Wirbelsäule.*
- *Verbessert die Durchblutung der Rückenmuskulatur.*
- *Kräftigt die Muskeln des Schultergürtels und des oberen Rückens.*
- *Aktiviert die Hand-, Schulter-, Hüft-, Knie- und Zehengelenke.*
- *Regt Atem und Kreislauf an – besonders bei schnellerem Üben.*

SCHNELLE VARIANTE

- Kommen Sie in den Vierfüßlerstand als Ausgangshaltung.
- Bringen Sie Rücken und Kopf in eine harmonische Rückbeuge, und stellen Sie die Zehen auf (Katze).
- Schieben Sie das Becken nach oben und hinten in die Haltung des Hundes mit dem Gesicht nach unten.
- Beugen Sie die Beine an, und bringen Sie die Knie fast bis zum Boden.
- Wechseln Sie so im schnellen Rhythmus zwischen Hund und Katze.

Tipps zum Üben

- Benutzen Sie eine rutschfeste Matte.
- Achten Sie darauf, dass Sie während des Bewegungsablaufs ruhig weiteratmen.
- Falls Ihnen der vorgeschlagene Atemrhythmus nicht zusagen sollte, wählen Sie einen, der Ihnen besser entspricht.

Wann ist Vorsicht geboten?

- *Bei akuten entzündlichen Prozessen in den vorher genannten Gelenken.*
- *Bei instabilem Kreislauf, Bluthochdruck und Schwindel.*
- *Bei Entzündungen im Kopfraum und starken Kopfschmerzen.*

Ergänzende Haltungen

Vorbereitend:
KATZE
→ *Karte* 26
DIAGONALE DEHNUNG
→ *Karte* 12

Zum Ausgleich:
HUND, STATISCH
→ *Karte* 37

21 KATZE-HUND-ABLAUF

VORBEREITUNG & AUSGLEICH

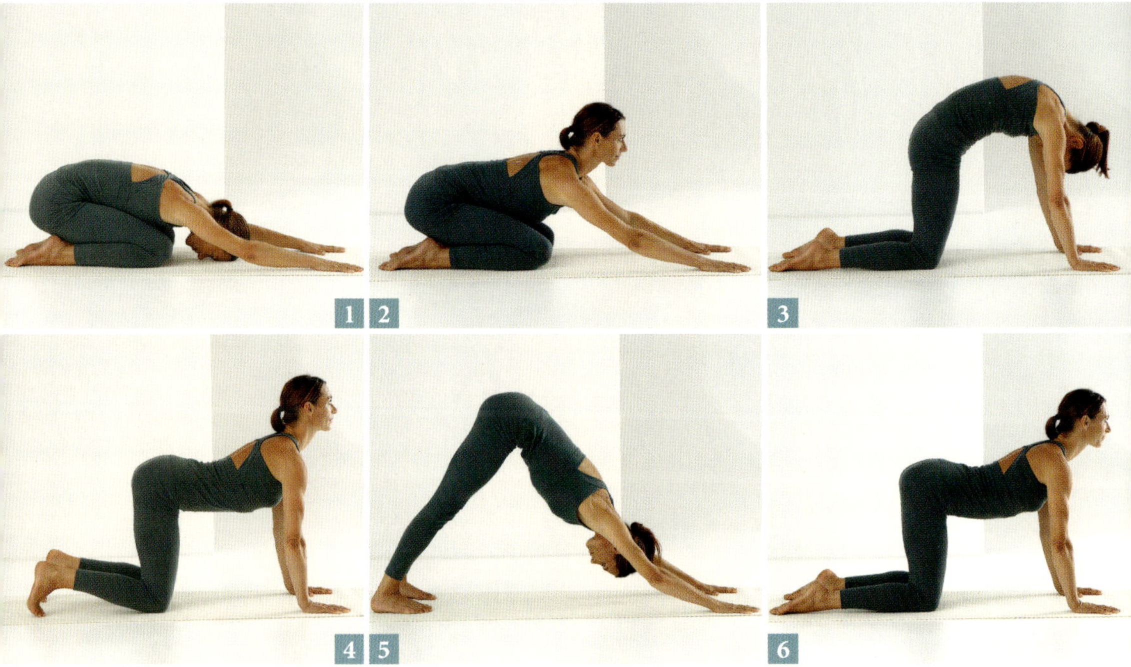

- Legen Sie im Fersensitz den Oberkörper lang gedehnt auf die Oberschenkel, die Stirn zum Boden. Dehnen Sie die Arme schulterbreit nach vorn, und spreizen Sie die Finger. [1]
- Strecken Sie einatmend die obere Wirbelsäule, und heben Sie Brustkorb und Kopf mit langem Nacken. [2]
- Kommen Sie in den Vierfüßlerstand. Runden Sie ausatmend den Rücken zum Katzenbuckel (Karte 26). [3]
- Gehen Sie einatmend vom Becken zum Kopf in eine harmonische Rückbeuge. Stellen Sie die Zehen auf. [4]
- Schieben Sie sich ausatmend nach hinten und oben in den Hund (Gesicht nach unten, Karte 37). [5]
- Führen Sie einatmend die Knie zum Boden. [6] Kehren Sie ausatmend zurück in die Ausgangshaltung. Wiederholen Sie den Ablauf 6- bis 12-mal im Rhythmus Ihres Atems.

Wirkung

- *Erwärmt und vitalisiert.*
- *Kräftigt die Muskeln der Beine und Füße.*
- *Kräftigt die gesamte Stützmuskulatur des Rumpfes.*
- *Fördert die Kraft, die uns hilft durchzuhalten.*

VARIANTE: ABLAUF KRAFTHALTUNG-HUND

- Kommen Sie in die Krafthaltung im Vierfüßlerstand, wie umseitig beschrieben.
- Verweilen Sie so einige Atemzüge lang, und schieben Sie sich dann nach hinten und oben in die Haltung des Hundes (Karte 37).
- Verweilen Sie so wiederum einige Atemzüge lang, dann kehren Sie zurück in die Krafthaltung.
- Wechseln Sie 3- bis 4-mal zwischen diesen beiden Asanas hin und her.

Tipps zum Üben

- Benutzen Sie eine rutschfeste Matte.
- Wenn Sie Mühe haben, sich auf die Handflächen zu stützen, benutzen Sie Blöcke oder Liegestützhilfen (gibt's im Sportfachhandel).
- Es ist normal, dass Ihnen in dieser Haltung sehr warm wird und Sie eventuell etwas zittern. Atmen Sie unbedingt ruhig weiter!

Wann ist Vorsicht geboten?

- *Bei entzündlichen Prozessen in den Händen, Handgelenken, Unterarmen oder Zehengrundgelenken.*
- *Bei stark erhöhtem Blutdruck.*
- *Bei allgemeiner Schwäche (etwa nach einer Infektionskrankheit).*

Ergänzende Haltungen

Vorbereitend:
KATZE-HUND-ABLAUF
→ *Karte 21*
SICH ZUR SEITE ÖFFNEN
→ *Karte 14*

Zum Ausgleich:
HUND, GESICHT UNTEN
→ *Karte 37*
AUFRECHTER SITZ
→ *Karte 24*

KRAFTHALTUNG IM VIERFÜSSLERSTAND

VORBEREITUNG & AUSGLEICH

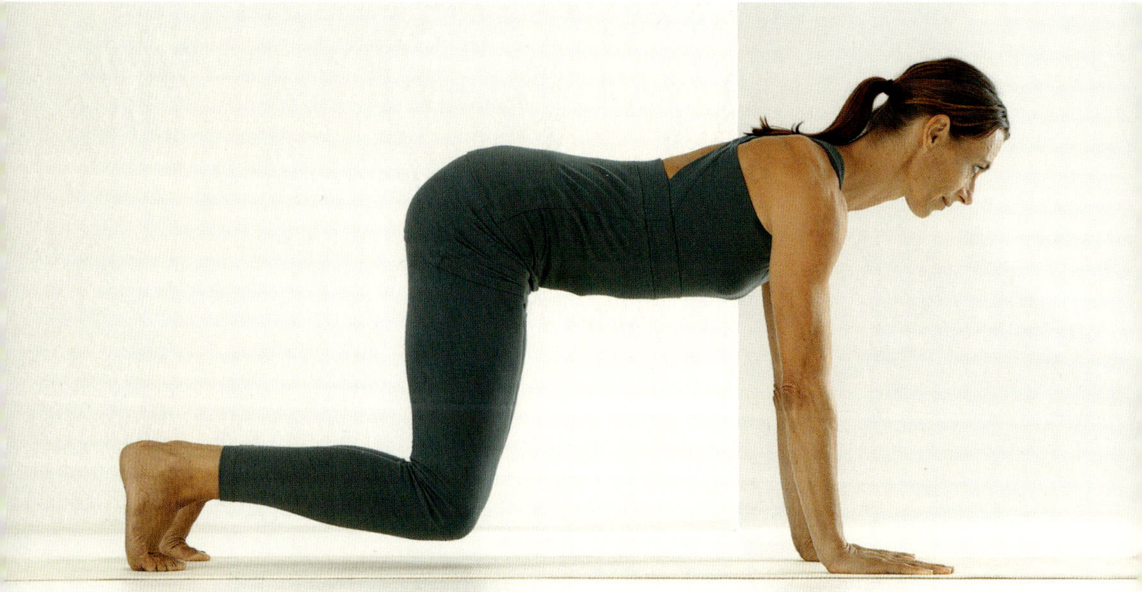

- Kommen Sie in den Vierfüßlerstand. Stellen Sie die Hände schultergelenkbreit auf und die Knie hüftgelenkbreit. Arme und Oberschenkel sollen senkrecht stehen. Spreizen Sie die Finger, und schmiegen Sie die Handflächen fest an oder in den Boden.
- Stellen Sie die Zehen auf, und kontrahieren Sie zur Stabilisierung etwas die Muskeln des Beckenbodens.
- Ziehen Sie Ihre Schultern in die Breite, und heben Sie dann die Knie nur wenige (!!!) Zentimeter hoch. Achten Sie darauf, dass der Rücken möglichst gerade bleibt.
- Verweilen Sie so während einiger ruhiger, tiefer Atemzüge.
- Um die Haltung zu verlassen, bringen Sie die Knie behutsam zurück zum Boden und legen die Fußrücken wieder auf. Spüren Sie in einem aufrechten Sitz Ihrer Wahl nach, und drehen Sie zur Entlastung Ihre Hände einige Male in den Handgelenken.

Wirkung

- *Entspannt die rumpfaufrichtende Rückenmuskulatur.*
- *Dehnt die Leisten.*
- *Mobilisiert die Wirbelsäule – durch den rhythmischen Bewegungsablauf besonders da, wo sie nicht so durchlässig ist.*
- *Dehnt sanft den Nacken.*
- *Verlängert die Ausatmung.*

VARIANTE: AUSATMUNG VERTIEFEN

Um die Ausatmung noch mehr zu vertiefen, üben Sie folgende Variante:

- Kommen Sie in die Rückenlage mit angebeugten, aufgestellten Beinen.
- Drücken Sie mit den Fersen (oder mit den ganzen Fußsohlen) gegen oder in den Boden. Einatmend heben Sie gleichzeitig Becken und Rücken und führen die Arme nach hinten in die Verlängerung des Körpers.
- Legen Sie ausatmend erst Rücken und Becken ab, und führen Sie dann einen Arm nach dem anderen zurück neben den Körper.

Tipps zum Üben

- Bei empfindlicher Halswirbelsäule legen Sie sich eine zusammengefaltete Decke unter die Schultern.
- Krämpfe in den Beinen verschwinden in der Regel mit zunehmender Übung.

Wann ist Vorsicht geboten?

- *Bei stark erhöhtem Blutdruck, erhöhtem Augeninnendruck oder Gefahr der Netzhautablösung.*
- *Bei (Neigung zu) grünem Star.*
- *Bei Entzündungen im Kopf.*
- *Bei starken/akuten degenerativen oder entzündlichen Beschwerden im Bereich der Halswirbelsäule und/oder der Schultergelenke.*
- *In fortgeschrittener Schwangerschaft.*

Ergänzende Haltungen

Vorbereitend:
DIAGONALE DEHNUNG
→ *Karte* 12
GEDREHTE DEHNUNG
→ *Karte* 13

Zum Ausgleich:
KROKODIL, DYNAMISCH
→ *Karte* 45

23 SCHULTERBRÜCKENABLAUF DVI PADA PITHAM KRAMA

VORBEREITUNG & AUSGLEICH

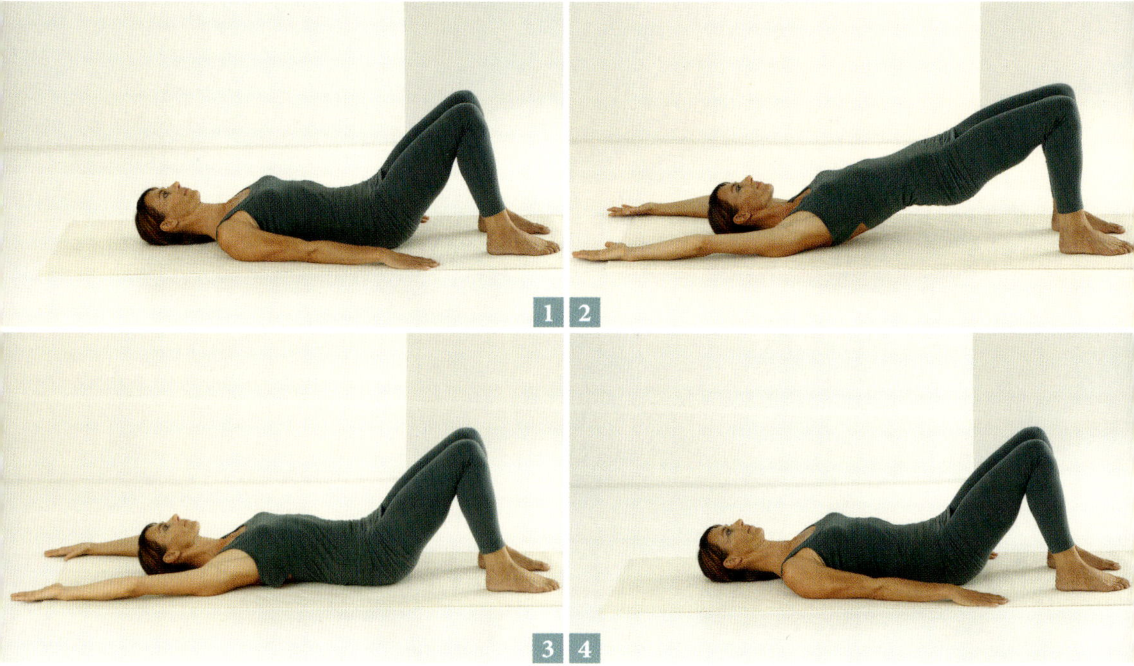

- In der Rückenlage winkeln Sie die Beine an und stellen die Füße hüftgelenkbreit und parallel auf. [1]
- Drücken Sie mit den Fersen (oder mit den ganzen Fußsohlen) gegen oder in den Boden, und heben Sie ein- oder ausatmend das Becken und den Rücken. Gleichzeitig führen Sie die Arme über oben nach hinten und legen sie auf den Boden. [2]
- Heben Sie die Fersen. Legen Sie aus- oder einatmend Rücken und Becken Wirbel für Wirbel zum Boden zurück, und senken Sie die Fersen wieder. [3]
- Führen Sie mit dem restlichen Aus- oder Einatem die Arme neben den Körper. [4]
- Fahren Sie mit diesem Bewegungsablauf einige Male im Rhythmus Ihres Atems fort.

DER AUFRECHTE, BEQUEME SITZ MUKTASANA

BASIS-ASANAS

Wirkung

- *Unterstützt den Geist, im Hier und Jetzt anzukommen.*
- *Bequemer Sitz: verbessert die Durchblutung des Beckens.*
- *Fersensitz: hilft bei regelmäßiger Übung, einer Venenschwäche vorzubeugen.*

VARIANTE: FERSENSITZ VIRASANA

- Knien Sie sich hin, und setzen Sie sich auf Ihre Fersen. Halten Sie die Füße dabei möglichst parallel. Benutzen Sie bei Bedarf ein Sitzkissen, ein Sitzbänkchen oder eine dicke, zusammengerollte Decke.
  Wenn Ihnen die Dehnung der Fußrücken unangenehm ist, legen Sie sich eine Decke unter.
- Richten Sie den Rücken von unten nach oben auf, und entspannen Sie die Schultern.
- Haben Sie empfindliche Knie, wählen Sie den Fersensitz mit einer Sitzhilfe. Wenn auch das nicht möglich ist, meiden Sie Sitzhaltungen auf dem Boden, bis die Knie ausgeheilt sind!

Tipps zum Üben

- Im Sitz mit gekreuzten Beinen (bequemer Sitz, Schneidersitz) sollen die Knie tiefer als das Becken sein, damit sich der Rücken aufrichten kann.
- Legen Sie die Hände so in den Schoß oder an die Beine, dass die Schultern ganz entspannt sind.

Wann ist Vorsicht geboten?

- *Bei Schmerzen und Entzündungen in den Gelenken und Gefäßen der Beine.*
- *Bei akuten Rückenbeschwerden, Ischiasreizung.*

Ergänzende Haltungen

Vorbereitend:
Für den bequemen Sitz
WINKEL-VARIANTE SCHULTERBRÜCKE
→ *Karte* 43
Für den Fersensitz
DIAGONALE DEHNUNG
→ *Karte* 12

Zum Ausgleich:
TOTENHALTUNG
→ *Karte* 76
WINKEL-VARIANTE IN DER RÜCKENLAGE
→ *Karte* 42

DER AUFRECHTE, BEQUEME SITZ MUKTASANA

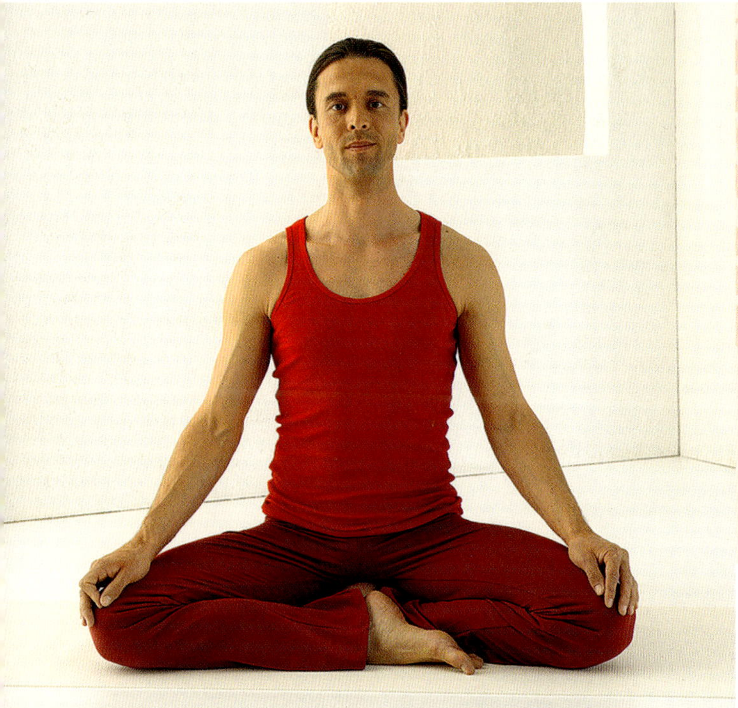

- Setzen Sie sich auf den vorderen Rand eines Sitzkissens, einer zusammengefalteten Decke oder eines Sitzkeils.
- Ziehen Sie die Beine zu sich heran. Holen Sie eine Ferse, eventuell mithilfe der Hände, dicht an den Damm, und legen Sie die andere Ferse davor. Wenn das nicht möglich ist, legen Sie die Füße, so weit es geht, in der Mitte voreinander.
- Lassen Sie die Knie in Richtung Boden sinken.
- Verwurzeln Sie sich über das Becken und die Beine in der Erde, und lassen Sie sich nieder.
- Werden Sie sich Ihrer vertikalen Achse bewusst. Richten Sie sich an ihr aus, und wachsen Sie aus ihr heraus.
- Lassen Sie die Schultern nach außen und unten sinken. Finden Sie eine aufrechte Kopfhaltung, in der Ihr Nacken entspannt bleiben kann.
- Verweilen Sie so im Sitz, in sich ruhend, ohne innerlich zu erstarren.

Wirkung

- *Durch das bewusste Einsetzen des Aufrichteimpulses wird die Wirbelsäule im Stand entlastet.*
- *Durch bewusstes Stehen auf beiden Beinen werden Hüft- und Kreuzbein-Darmbein-Gelenke entlastet.*
- *Verhilft zu mehr Stabilität und Standfestigkeit.*
- *Beruhigt und stabilisiert den Geist.*

Tipps zum Üben

- Üben Sie auf einer dünnen Matte oder direkt auf dem Boden, am besten barfuß.
- Orientieren Sie sich an den Linien des Raums, um zu wissen, ob Sie gerade stehen. Benutzen Sie außerdem einen Spiegel zur Korrektur.
- Sollte Ihnen schwindelig werden, legen Sie sich auf den Rücken, heben die Beine und machen Pumpbewegungen mit den Füßen.

Wann ist Vorsicht geboten?

- *Bei extrem niedrigem Blutdruck mit einer Neigung zu Schwindelanfällen.*

DYNAMISCHE VARIANTE

- Nehmen Sie die Standhaltung ein, wie zuvor beschrieben.
- Heben Sie langsam die Fersen an, heben Sie zugleich die Arme schulterhoch oder höher, und kommen Sie so hoch in den Zehenstand.
- Senken Sie Fersen und Arme langsam und gleichmäßig wieder ab.
- Wiederholen Sie diese beiden Bewegungen möglichst synchron einige Male im Rhythmus Ihres Atems.
- Nehmen Sie dann die Auswirkungen auf Ihre Standhaltung wahr.

Ergänzende Haltungen

Vorbereitend:
KATZE-HUND-ABLAUF
→ *Karte* 21

Zum Ausgleich:
HUND, GESICHT UNTEN
→ *Karte* 37

DER BERG / AUFRECHTER STAND TADASANA

BASIS-ASANAS

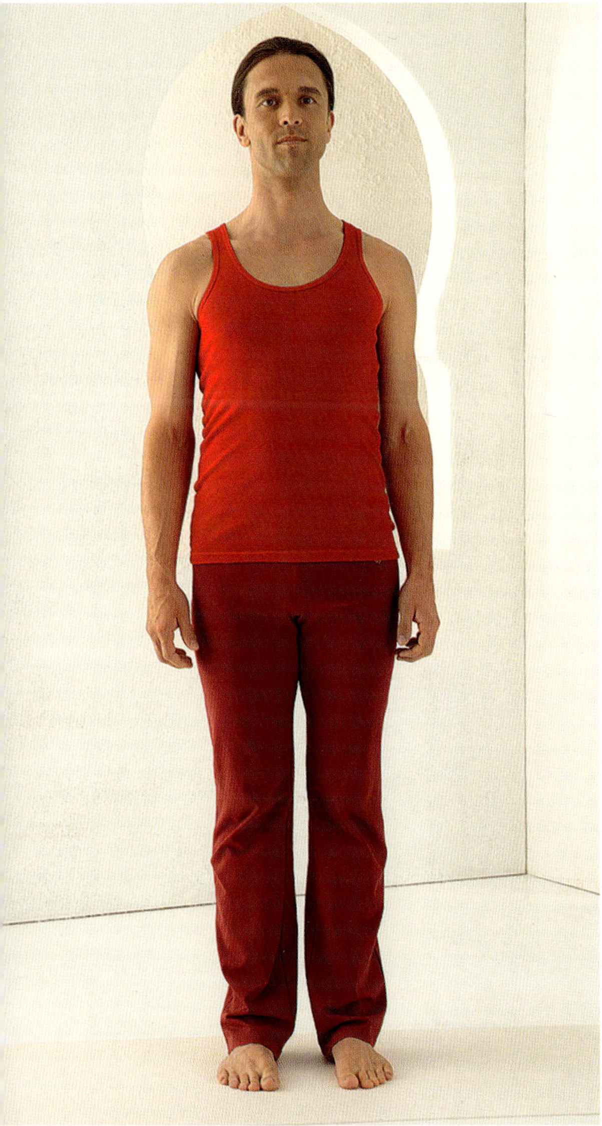

- Stellen Sie Ihre Füße hüftgelenkbreit nebeneinander. Richten Sie sie so aus, dass die Linien zwischen den zweiten und dritten Zehen parallel zueinander sind (Karte 4).
- Heben und strecken Sie Ihre Zehen, und legen Sie sie dann lang gedehnt ab. Schmiegen Sie die Groß- und Kleinzehenballen an den Boden.
- Drücken Sie entweder mit den Außenkanten der Fersen gegen den Boden, sodass der Beckenboden aktiviert und das Becken aufgerichtet wird, oder lassen Sie über die Füße einen tiefen Kontakt zur Erde entstehen. Lassen Sie die dadurch entstehenden Aufrichteimpulse an der Rückseite Ihres Körpers bis zum Kopf aufsteigen.
- Richten Sie gleichzeitig Ihren Körper entlang der vertikalen Achse aus. Tragen Sie den Kopf entspannt auf der Halswirbelsäule, und lassen Sie die Schultern gelöst nach unten und außen sinken.
- Finden Sie Ihr inneres Gleichgewicht, sodass Sie gleichermaßen gelöst und stabil stehen.

Wirkung

- *Ermöglicht wahrzunehmen, wo die Wirbelsäule beweglich und wo sie blockiert ist.*
- *Mobilisiert die Wirbelsäule.*
- *Entspannt die gesamte Rückenmuskulatur.*
- *Vertieft und harmonisiert die Atmung.*
- *Beruhigt den Geist.*

VARIANTEN IM UNTERARMSTAND UND IM SITZ

- Sollte es Ihnen unmöglich sein, diese Bewegung im Vierfüßlerstand auszuführen, können Sie in den Unterarmstand ausweichen.
- Versuchen Sie auch einmal, die Katze im Sitzen auszuführen. Lassen Sie diese Bewegung die Wirbelsäule wellenförmig von unten nach oben durchlaufen, um in eine harmonische, lang gezogene Vor- oder Rückbeuge zu gelangen.

Tipps zum Üben

- Wenn Sie empfindliche Knie haben, legen Sie sich eine zusammengefaltete Decke unter.
- Achten Sie darauf, wirklich genügend Abstand in der Länge zwischen den Händen und Knien zu halten.
- Achten Sie darauf, den Kopf so zu heben, dass sich Ihr Nacken wohlfühlt.

Wann ist Vorsicht geboten?

- *Bei allen akuten, schmerzhaften Rückenbeschwerden.*
- *Bei Schmerzen in den Armen oder Handgelenken: Üben Sie im Unterarmstand, oder benützen Sie Blöcke zum Abstützen der Hände.*

Ergänzende Haltungen

Vorbereitend:
DIAGONALE DEHNUNG
→ *Karte* 12
GEDREHTE DEHNUNG
→ *Karte* 13

Zum Ausgleich:
SIEGEL DES YOGA
→ *Karte* 27
KATZE-HUND-ABLAUF
→ *Karte* 21

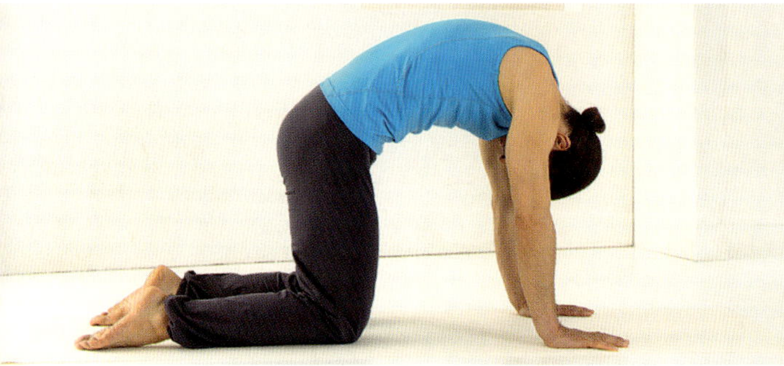

1

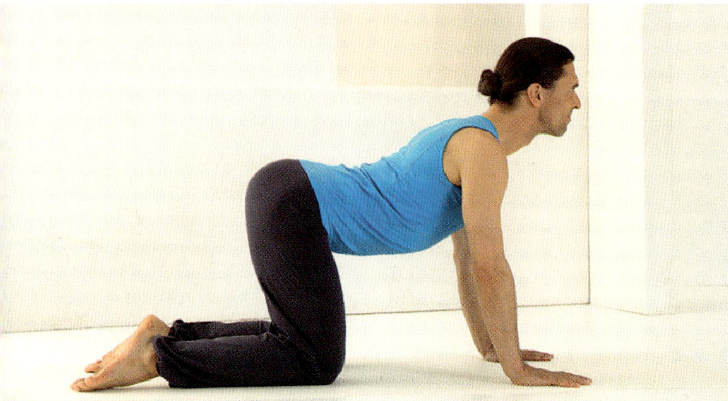

2

- Kommen Sie in den Vierfüßlerstand. Stellen Sie die Handgelenke direkt unter die Schultergelenke und die Knie unter die Hüftgelenke.
- Halten Sie den Rumpf vom Becken zum Kopf parallel zum Boden.
- Beginnen Sie vom Becken aus, die Wirbelsäule in einer harmonischen Bewegung von Wirbel zu Wirbel in die Vorbeuge – zu einem Katzenbuckel – hochzuwölben. Lassen Sie den Kopf nach vorn-unten sinken. [1]
- Richten Sie das Becken wieder auf, lassen Sie den Rücken Wirbel um Wirbel nach unten in die Rückbeuge sinken, und strecken Sie Nacken und Kopf nach oben. [2]
- Fahren Sie mit dieser Bewegung fort im Rhythmus Ihres Atems.
- Lassen Sie die Bewegung wellenförmig vom Becken zum Kopf durchlaufen, sodass sie immer fließender und harmonischer wird.

Wirkung

- *Hilft dem Geist, still zu werden und zu sich zu kommen.*
- *Beruhigt das Nervensystem durch das Zurückziehen der Sinne.*
- *Regt eine tiefe, ruhige Atmung an.*
- *Regt durch die tiefe Atmung die Verdauung an.*
- *Dehnt behutsam angespannte Muskeln an der Rückseite des Rumpfes.*

VARIANTE IM SITZEN

- Kommen Sie in eine Sitzhaltung mit angebeugten, aufgestellten Beinen.
- Umfangen Sie die Beine, und lassen Sie den Kopf auf die Knie sinken. Ist das nicht möglich, legen Sie die Stirn auf beide Unterarme oder stützen sie mit den Handflächen.
- Ziehen Sie sich ganz in sich zurück, und atmen Sie tief und ruhig in den Bauchraum und den Rücken.
- Um die Übung zu verlassen, vertiefen Sie die Atmung und richten sich ganz allmählich wieder auf.

Tipps zum Üben

- Wenn Sie mit der Stirn nicht zum Boden kommen oder falls es Ihnen unangenehm ist, wenn der Kopf so tief sinkt, dann legen Sie die Stirn auf die Handrücken, den Fäusteturm oder ein festes Polster.
- Um die Knie zu entlasten, setzen Sie sich rittlings auf ein Sitzkissen oder auf eine zusammengerollte Decke.

Wann ist Vorsicht geboten?

- *Bei Entzündungen und kurz nach Operationen im Bauchraum.*
- *Bei sehr hohem oder sehr niedrigem Blutdruck.*
- *Bei empfindlichen Knien.*

Ergänzende Haltungen

Vorbereitend:
DIAGONALE DEHNUNG
→ *Karte* 12
GEDREHTE DEHNUNG
→ *Karte* 13

Zum Ausgleich:
SICH ÖFFNEN UND SCHLIESSEN
→ *Karte* 15
SCHULTERBRÜCKE
→ *Karte* 33

DAS KIND / SIEGEL DES YOGA YOGA MUDRA

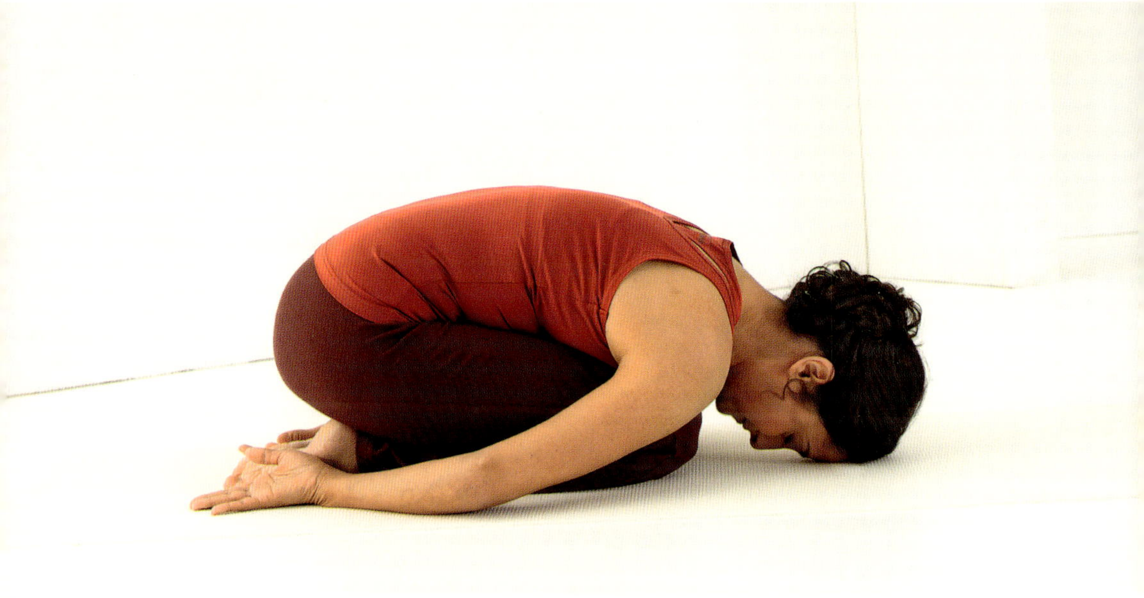

- Kommen Sie in den Fersensitz. Legen Sie die großen Zehen aneinander, und lassen Sie die Fersen nach außen sinken.
- Stellen Sie die Hände vor den Knien auf. Dehnen Sie den Rumpf weit nach vorn und oben, und legen Sie ihn dann auf den Oberschenkeln ab.
- Lassen Sie die Stirn in Richtung Boden sinken, und legen Sie die Arme so neben dem Körper ab, dass sich Ihre Schultern wohlfühlen.
- Entspannen Sie Ihren Rücken vom Kreuzbein bis zum Hinterhaupt. Atmen Sie ruhig und tief in den Rücken. Entspannen Sie den Bauch, und lassen Sie ihn gelöst auf die Oberschenkel sinken.
- Verweilen Sie so, und ziehen Sie sich mit allen Ihren Sinnen von der Außenwelt zurück.
- Um die Haltung zu verlassen, strecken Sie die Arme weit nach vorn und atmen einige Male tief und kraftvoll.

Wirkung

- *Kräftigt die rumpfaufrichtende Muskulatur.*
- *Unterstützt die Streckung der Brustwirbelsäule – das vermindert einen Rundrücken.*
- *Dehnt die gesamte Vorderseite des Körpers.*
- *Vertieft die Atmung.*
- *Regt die Verdauung an.*

VARIANTEN DER ARMHALTUNG

Wenn Sie mehr den oberen Rücken erreichen wollen, dann wählen Sie folgende Armstellungen in der Ausgangshaltung auf dem Bauch:

- Oberarme seitlich in der Verlängerung der Schultern, Unterarme im rechten Winkel dazu nach vorn weisend (Kerzenleuchterhaltung).
- Arme nach vorn in die Diagonale ausgestreckt, Handflächen am Boden.

In beiden Varianten bleiben die Arme passiv, sodass der Oberkörper nur wenig gehoben werden kann, aber die Muskulatur mehr gefordert wird.

Tipps zum Üben

- Wenn Sie sehr dünn sind, legen Sie sich eine Decke unters Becken.
- Achten Sie immer darauf, dass der Nacken entspannt bleibt.
- Halten Sie die Schultern weit weg von den Ohren. Lassen Sie sie entspannt nach unten und außen sinken.

Wann ist Vorsicht geboten?

- *Bei akuten oder stark degenerativen Wirbelsäulenproblemen (Hexenschuss, Bandscheibenvorfall, Wirbelgleiten).*
- *Bei Entzündungen und Brüchen (Hernien) im Bauchraum.*
- *Kurz nach einer OP im Bauch- oder Brustraum.*
- *In fortgeschrittener Schwangerschaft.*

Ergänzende Haltungen

Vorbereitend:
GEDREHTE DEHNUNG
→ Karte 13
KATZE STRECKT IHR BEIN
→ Karte 20

Zum Ausgleich:
HUND, GESICHT UNTEN
→ Karte 37
KROKODIL, STATISCH
→ Karte 44

DIE KOBRA BHUJANGASANA

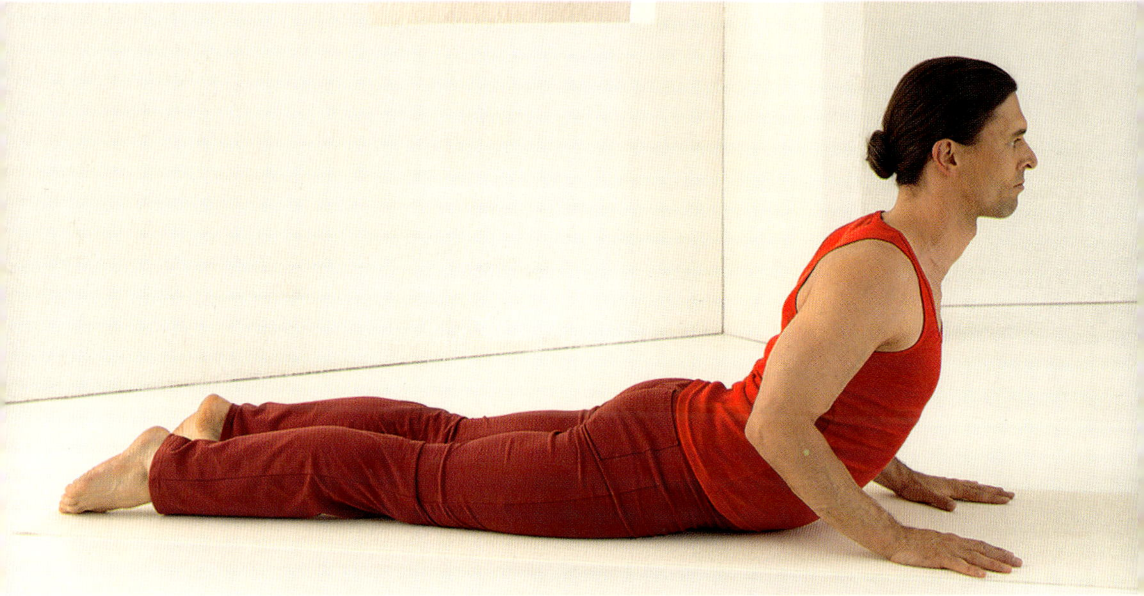

- Kommen Sie in die Bauchlage. Finden Sie eine Beinhaltung, die Ihnen angenehm für den unteren Rücken, das Becken und die Füße ist.
- Stellen Sie die Hände unter die Schultern, und ziehen Sie die Ellenbogen in Richtung Taille.
- Kontrahieren Sie die Muskeln des Beckenbodens ein wenig, oder geben Sie das ganze Gewicht Ihres Beckens an den Boden ab. Dehnen Sie die Beine etwas nach hinten.
- Heben Sie Oberkörper und Kopf aus der Kraft des Rückens – wie eine Kobra, die sich aufrichtet! Unterstützen Sie sich, indem Sie mit den Händen leicht gegen oder in den Boden drücken.
- Halten Sie Ihren Kopf so, dass Ihr Nacken sich wohlfühlt, und schauen Sie entspannt nach vorn.
- Verweilen Sie so während einiger ruhiger Atemzüge, bevor Sie langsam in die Bauchlage zurückkehren.

Wirkung

- *Kräftigt die rumpfaufrichtende Muskulatur des unteren Rückens.*
- *Kräftigt die Muskeln des Gesäßes und der Beinrückseiten.*
- *Dehnt die Leisten.*
- *Eine sehr gute Übung für Menschen, die viel sitzen müssen!*

VARIANTE: HALBE HEUSCHRECKE

- In der Bauchlage legen Sie die Hände übereinander und die Stirn auf die Handrücken.
- Konzentrieren Sie sich auf Ihren Nabel, und dehnen Sie Ihr linkes Bein.
- Heben Sie das Bein gedehnt nach oben. Bleiben Sie dabei im Nacken und in den Schultern ganz entspannt.
- Verweilen Sie so, ruhig und tief atmend. Wiederholen Sie die Haltung dann, indem Sie das andere Bein gedehnt heben.

Tipps zum Üben

- Üben Sie auf einer weichen Decke. Wenn Sie sehr dünn sind, legen Sie noch etwas unters Becken.
- Sie können die Arme auch unter den Körper (anstatt neben ihn) legen, wenn Sie sich so besser vom Boden wegdrücken können.

Wann ist Vorsicht geboten?

- *Bei akuten Rückenschmerzen.*
- *Bei Entzündungen im Bauchraum.*
- *Bei Leistenbrüchen.*
- *Kurz nach Operationen am Bauch.*
- *In der Schwangerschaft.*

Ergänzende Haltungen

Vorbereitend:
HALBE HEUSCHRECKE
→ Variante links
KATZE STRECKT IHR BEIN
→ Karte 20

Zum Ausgleich:
SIEGEL DES YOGA
→ Karte 27
HUND, GESICHT UNTEN
→ Karte 37

DIE HEUSCHRECKE SHALABASANA

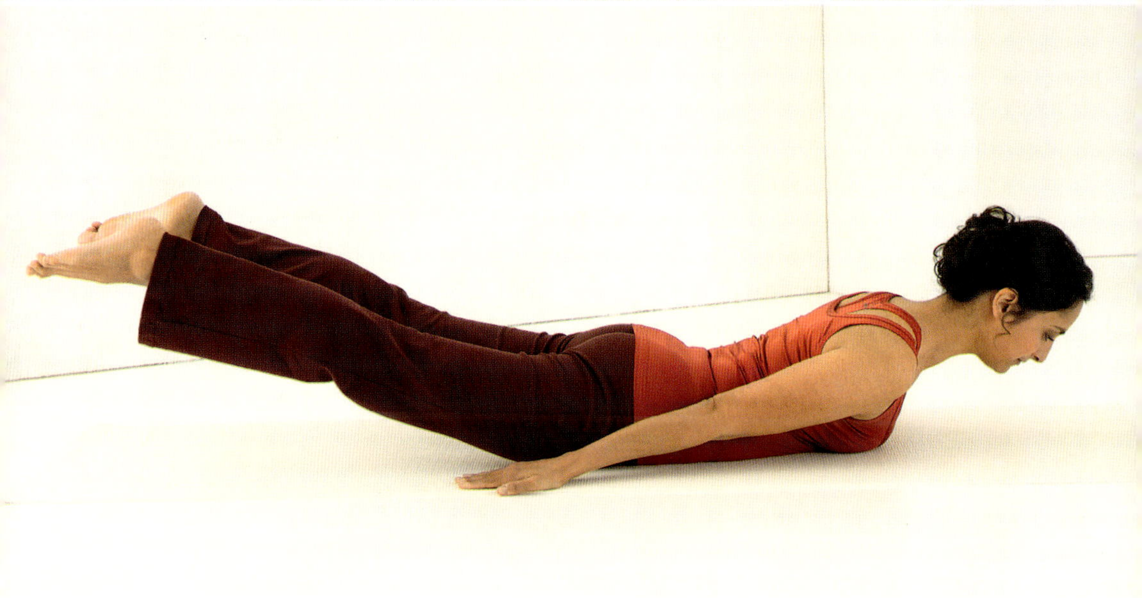

- Kommen Sie in die Bauchlage, und legen Sie die Stirn auf den Boden. Strecken Sie die Arme neben dem Körper aus, und drehen Sie die Handflächen nach unten oder oben.
- Konzentrieren Sie sich auf den Nabel. Dehnen Sie beide Beine vom Nabel aus nach hinten.
- Aktivieren Sie die Muskeln Ihrer Beine und Ihres Rückens, und heben Sie dann beide Beine. Strecken Sie sie weit nach hinten und oben.
- Entspannen Sie die Schultern und den Nacken. Heben Sie eventuell auch andeutungsweise den Kopf, wenn Ihnen das hilft, die Spannung im Nacken zu lösen.
- Um die Haltung zu verlassen, führen Sie die Beine langsam zum Boden zurück. Entspannen Sie bewusst den Beckenboden und die Gesäßmuskeln. Legen Sie den Kopf zur Seite, und nehmen Sie die tiefe Atembewegung in Rücken und Becken wahr.

Wirkung

- *Regt die Verdauung an.*
- *Dehnt den Brustraum und vertieft dadurch die Atmung.*
- *Dehnt die Leisten.*
- *Kräftigt die Muskeln am Gesäß und an den Beinrückseiten.*
- *Kräftigt die Muskeln des Schultergürtels und des oberen Rückens.*

VARIANTE: DER HALBE BOGEN

- Strecken Sie in der Bauchlage Ihren rechten Arm nach vorn aus, und winkeln Sie ihn dann so an, dass die Fingerspitzen nach links weisen.
- Umfassen Sie mit der linken Hand das linke Fußgelenk. Kontrahieren Sie die Beckenbodenmuskeln, schmiegen Sie die Leisten an den Boden.
- Ziehen Sie den linken Unterschenkel nach hinten, sodass der Oberkörper über den Arm gehoben wird. Drücken Sie sich gleichzeitig mit dem rechten Unterarm vom Boden weg.
- Verweilen Sie so einige Atemzüge lang, bevor Sie die Seite wechseln.

Tipps zum Üben

- Wenn Sie sehr dünn sind, legen Sie sich eine zusammengefaltete Decke unter das Becken.
- Wenn Sie die Füße nicht fassen können, benutzen Sie einen Gurt.

Wann ist Vorsicht geboten?

- *Bei akuten und stark degenerativen Wirbelsäulenproblemen (Hexenschuss, Bandscheibenvorfall, Gleitwirbel).*
- *Bei Entzündungen und Brüchen (Hernien) im Bauchraum.*
- *Kurz nach Operationen im Bauch- oder Brustraum.*
- *Bei Angina Pectoris.*
- *Ab dem 5. Schwangerschaftsmonat.*

Ergänzende Haltungen

Vorbereitend:
GEDREHTE DEHNUNG → Karte 13
KATZE STRECKT IHR BEIN → Karte 20
KOBRA → Karte 28

Zum Ausgleich:
SIEGEL DES YOGA → Karte 27
SCHULTERBRÜCKEN-ABLAUF → Karte 23

DER BOGEN DHANURASANA

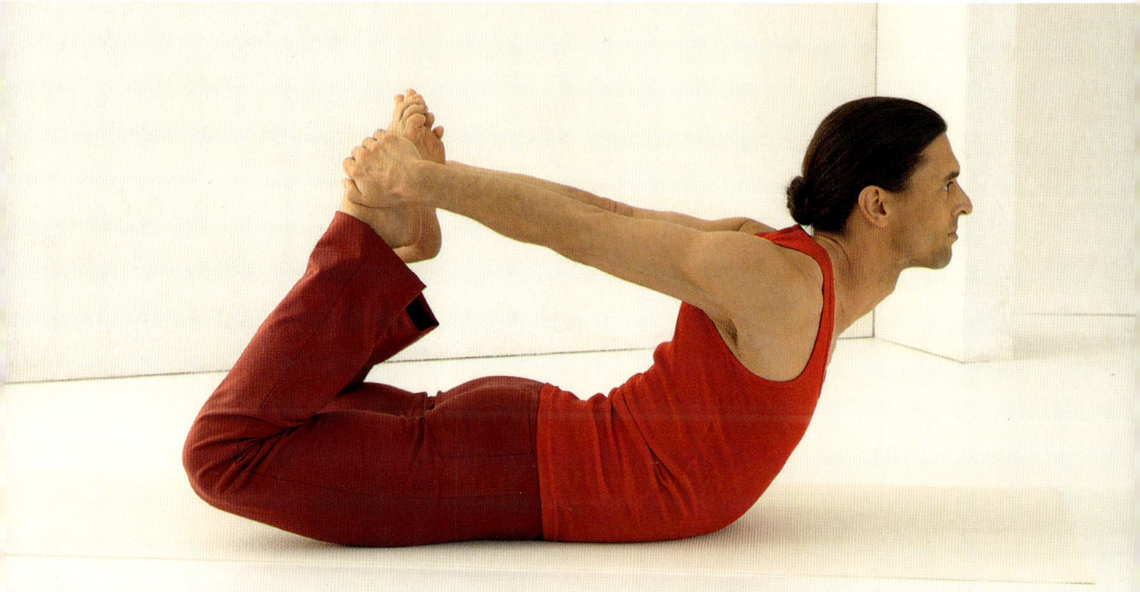

- Kommen Sie in die Bauchlage mit leicht gegrätschten Beinen. Beugen Sie die Beine an, und umfassen Sie die Fußgelenke oder Fußrücken.
- Kontrahieren Sie die Beckenbodenmuskeln. Richten Sie das Becken auf, indem Sie mit dem Steißbein nach unten und vorn streben. Schmiegen Sie die Leisten fest an den Boden.
- Streben Sie mit den Unterschenkeln weg vom Gesäß, sodass der Oberkörper über den Zug der Arme aufgerichtet wird.
- Halten Sie den Nacken lang, und streben Sie mit den Schultern nach hinten, unten und außen.
- Entspannen Sie die Vorderseite Ihres Brustraums, und lassen Sie ein Gefühl von Raum und Weite rund um Ihr Herz entstehen.
- Verweilen Sie so, ruhig weiteratmend. Um die Haltung zu verlassen, kehren Sie langsam zum Boden zurück und lösen den Griff um die Füße. Beobachten Sie in der Bauchlage die kraftvolle Atembewegung im unteren Rücken.

Wirkung

- *Kräftigt die tiefe Halsmuskulatur.*
- *Kräftigt und intensiviert die Durchblutung der Schultermuskulatur.*
- *Dehnt die Vorderseite des Rumpfes, insbesondere des Brustkorbs, und vertieft dadurch die Atmung.*
- *Lässt den Herzraum weit werden.*

VARIANTEN

- Bei Problemen im unteren Rücken oder am Brustkorb legen Sie sich auf eine feste, dicke, zusammengerollte Decke (es können auch zwei Decken sein) und auf ein festes Kissen, sodass diese Decken das ganze Gewicht des Rumpfes tragen und Sie trotzdem eine leichte Dehnung und Öffnung im Bereich des Brustkorbs erfahren können.
- Lassen Sie die Arme seitlich zum Boden sinken, und entspannen Sie Ihre Schultern. Verweilen Sie einige Minuten in dieser Haltung, und versuchen Sie, sich mit jedem Ausatmen tiefer zu entspannen. Beobachten Sie, wie flach Sie anschließend aufliegen.

Tipps zum Üben

- Wenn Sie eine empfindliche Halswirbelsäule haben, legen Sie sich ein festes Kissen oder eine zusammengefaltete Decke unter den Hinterkopf.
- Achten Sie darauf, die Ellenbogen immer ganz dicht am Körper zu halten, sodass sie einen optimalen Winkel bilden, um sich hochzudrücken.

Wann ist Vorsicht geboten?

- *Bei akuten Beschwerden in der Halswirbelsäule.*
- *Bei Entzündungen in den Schultergelenken.*
- *Bei akuten Beschwerden im unteren Rücken.*
- *Bei Zwischenrippenneuralgie.*
- *Bei Herzenge (Angina Pectoris).*

Ergänzende Haltungen

Vorbereitend:
KOBRA
→ *Karte* 28
KAMEL
→ *Karte* 32

Zum Ausgleich:
SIEGEL DES YOGA
→ *Karte* 27

DER FISCH MATSYASANA

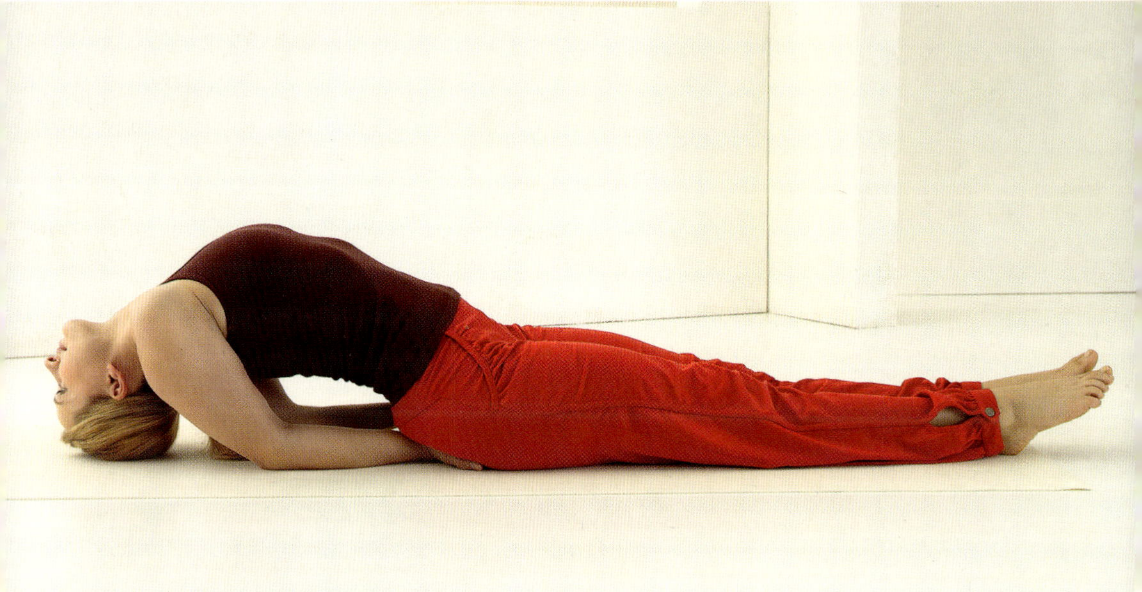

- Kommen Sie in die Rückenlage, und stellen Sie die Beine angebeugt auf.
- Heben Sie Ihr Becken ein wenig an, drehen Sie Ihre Handflächen nach oben, und ziehen Sie beide Arme so weit wie möglich unter den Körper. Lassen Sie den Rumpf behutsam auf die Arme sinken, und strecken Sie die Beine dicht beieinander auf dem Boden aus.
- Drücken Sie kraftvoll mit den Unterarmen gegen oder in den Boden, und ziehen Sie sie gleichzeitig kopfwärts. Dadurch wird sich Ihr Oberkörper nach oben und fußwärts bewegen.
- Dehnen Sie sich aus der Halswirbelsäule heraus, und lassen Sie den Kopf behutsam nach hinten und unten sinken, bis der Scheitelpunkt den Boden berührt oder zumindest dicht über ihm schwebt.
- Verweilen Sie so einige Atemzüge lang. Um die Haltung zu verlassen, lassen Sie die Ellenbogen zur Seite gleiten und sinken behutsam zurück zum Boden.

DAS KAMEL USHTRASANA

Wirkung

- *Vertieft die Atmung.*
- *Vitalisiert und regt an.*
- *Dehnt die gesamte Vorderseite des Körpers, besonders die Leisten und den Brustkorb.*
- *Kräftigt die gesamte Muskulatur an der Rückseite des Rumpfes.*

VARIANTE: DYNAMISCHES DEHNEN DER VORDERSEITE

- Stellen Sie im Fersensitz die flachen Hände oder die Fingerkuppen hinter dem Becken auf, und zwar maximal schulterbreit.
- Kontrahieren Sie die Muskeln des Beckenbodens. Drücken Sie sich mit den Händen und Schienbeinen vom Boden weg, und heben Sie das Becken. Dehnen Sie sich über die ganze Vorderseite auf, insbesondere aber an den Leisten.
- Entweder verweilen Sie so einige Atemzüge lang – oder Sie üben dynamisch, indem Sie Ihr Becken abwechselnd heben und senken.

Tipps zum Üben

- Um ein Gefühl dafür zu bekommen, ob Ihre Oberschenkel wirklich senkrecht bleiben, üben Sie zuerst einige Male mit Bauch und Becken an eine Wand geschmiegt.
- Wollen Sie sich nicht so weit nach hinten beugen, stützen Sie sich auf einem Stuhl oder Hocker ab.

Wann ist Vorsicht geboten?

- *Bei stark degenerativen und akuten Rückenbeschwerden (Hexenschuss, Bandscheibenvorfall).*
- *Kurz nach Operationen.*
- *Bei Brüchen (Hernien) im Bereich des Bauchs oder in den Leisten.*
- *Bei Schilddrüsenüberfunktion.*

Ergänzende Haltungen

Vorbereitend:
SCHULTERBRÜCKE
→ *Karte* 33
BOGEN
→ *Karte* 30

Zum Ausgleich:
SIEGEL DES YOGA
→ *Karte* 27
HUND, GESICHT UNTEN
→ *Karte* 37

DAS KAMEL USHTRASANA

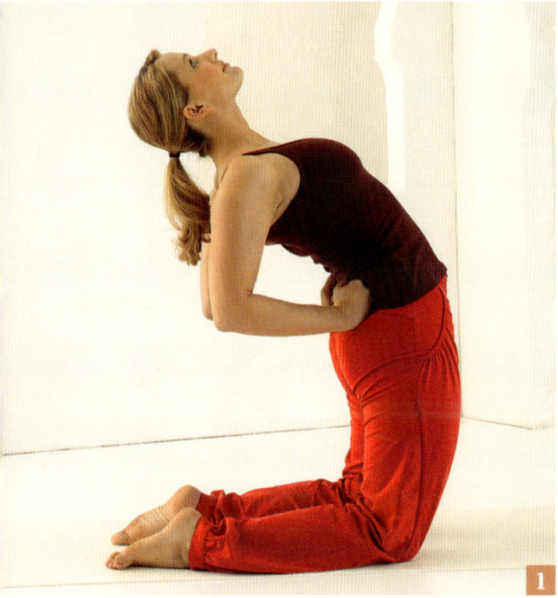

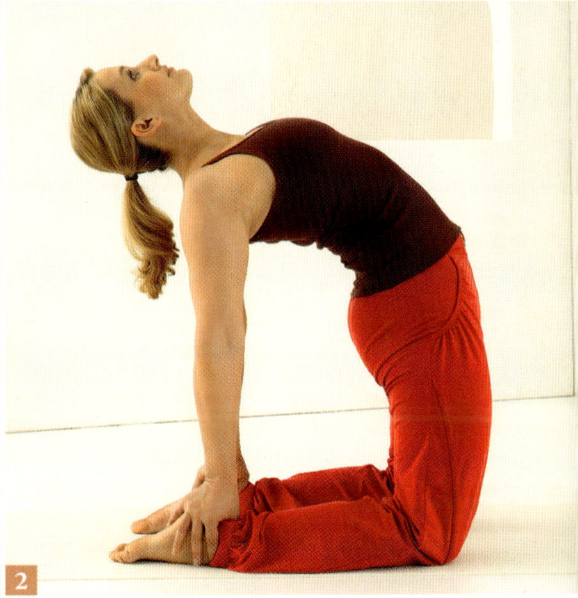

1 2

- Kommen Sie in den Kniestand. Die Knie sind hüftgelenkbreit und die Oberschenkel parallel.
- Stützen Sie sich mit den Händen hinten am oberen Beckenrand ab. Kontrahieren Sie die Muskeln des Beckenbodens, und lassen Sie sich behutsam in die Rückbeuge sinken. [1]
- Drücken Sie mit den Schienbeinen kräftig gegen oder in den Boden, und halten Sie die Oberschenkel senkrecht.
- Wenn möglich, umfassen Sie dann eine Ferse nach der anderen. Finden Sie eine Kopfhaltung, die angenehm für Ihren Nacken ist. [2]
- Verweilen Sie so, ruhig und tief atmend. Spannen Sie Ihre Vorderseite kraftvoll wie einen Bogen so weit auf, wie es Ihnen im Rücken angenehm ist.
- Um die Haltung zu verlassen, senken Sie langsam das Becken zu den Fersen. Spüren Sie im Fersensitz nach.

Wirkung

- *Kräftigt die rumpfaufrichtende Rückenmuskulatur.*
- *Mobilisiert die Wirbelsäule.*
- *Kräftigt die Muskeln des Beckenbodens.*
- *Dehnt die Leisten.*
- *Dehnt den Nacken sanft.*

VARIANTE MIT GESCHLOSSENEN BEINEN

- In der Rückenlage stellen Sie die Füße dicht nebeneinander auf.
- Drücken Sie kräftig mit den Fersen gegen (oder mit den ganzen Fußsohlen in) den Boden, und heben Sie Gesäß und Rücken, bis die Leisten ganz aufgedehnt sind. Halten Sie die Knie und Innenseiten der Oberschenkel fest aneinandergeschmiegt.
- Verweilen Sie so, ruhig atmend – auch wenn Ihnen ziemlich heiß wird!
- Verlassen Sie die Haltung, indem Sie die Fersen heben und Rücken und Becken langsam zum Boden abrollen.
- Spüren Sie in der Rückenlage mit ausgestreckten Beinen nach.

Tipps zum Üben

- Wenn Sie eine empfindliche Halswirbelsäule haben, legen Sie sich eine zusammengefaltete Decke unter die Schultern.
- Krämpfe in den Beinen verschwinden meist mit zunehmender Übung.

Wann ist Vorsicht geboten?

- *Bei stark erhöhtem Blutdruck.*
- *Bei erhöhtem Augeninnendruck, Gefahr der Netzhautablösung und (Neigung zu) grünem Star.*
- *Bei Entzündungen im Kopf.*
- *Bei starken/akuten degenerativen oder entzündlichen Erscheinungen im Bereich der Halswirbelsäule.*
- *In fortgeschrittener Schwangerschaft.*

Ergänzende Haltungen

Vorbereitend:
SCHULTERBRÜCKEN-ABLAUF
→ *Karte* 23
GEDREHTE DEHNUNG
→ *Karte* 13

Zum Ausgleich:
WINKEL-VARIANTE IN DER RÜCKENLAGE
→ *Karte* 42

DIE SCHULTERBRÜCKE SETU BANDHA/DVI PADA PITHAM

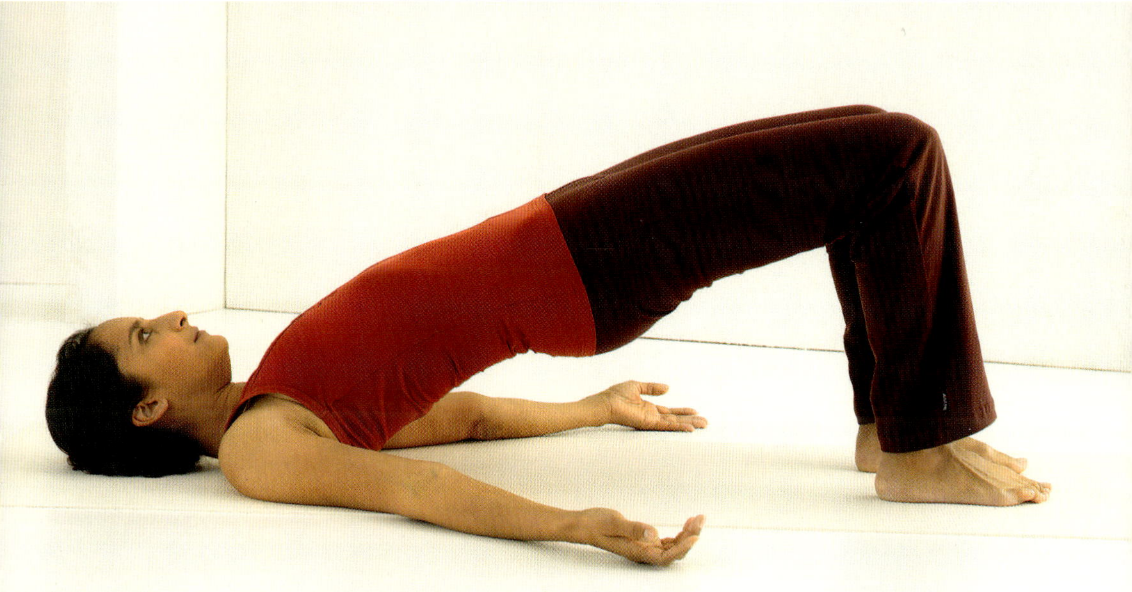

- Stellen Sie in der Rückenlage die Füße hüftgelenkbreit und parallel auf.
- Drücken Sie kraftvoll mit den Fersen gegen (oder mit den ganzen Fußsohlen in) den Boden, und heben Sie das Becken und den Rücken.
- Dehnen Sie sich im Bereich der Leisten weit auf, und lassen Sie den Bauch zur Wirbelsäule sinken. Streben Sie mit den Knien zueinander, und schmiegen Sie die Großzehenballen an den Boden.
- Verweilen Sie so, ruhig und tief atmend. Drücken Sie weiter kraftvoll die Füße gegen oder in den Boden, und bleiben Sie in Schultern und Nacken entspannt.
- Um die Haltung zu verlassen, heben Sie die Fersen und rollen den Rücken behutsam Wirbel um Wirbel zum Boden zurück.
- Spüren Sie anschließend in der Rückenlage mit angebeugten oder ausgestreckten Beinen nach.

DER HUND, GESICHT OBEN URDHVA MUKHA SHVANASANA

Wirkung

- *Dehnt die gesamte Vorderseite des Körpers*
- *Vitalisiert den ganzen Organismus.*
- *Regt Atmung und Kreislauf an.*
- *Stärkt die gesamte rumpfaufrichtende Muskulatur, insbesondere die des Schultergürtels und der Arme.*

Tipps zum Üben

- Wenn Sie die Handgelenke nicht belasten können, benutzen Sie Blöcke oder Liegestützhilfen (gibt's im Sportfachhandel).
- Bleiben Sie entspannt und breit aufgespannt in den Schultern.

Wann ist Vorsicht geboten?

- *Bei Entzündungen von Gelenken der Schultern, Arme oder Hände.*
- *Bei erst kurz verheilten Brüchen.*
- *Bei Sehnenscheidenentzündung oder Karpaltunnelsyndrom: Benutzen Sie Liegestützhilfen (siehe Tipps).*
- *Bei Nacken-Schulter-Syndrom und Schleudertrauma.*

DREI VARIANTEN ZUR VORBEREITUNG

- Wechseln Sie im Rhythmus Ihres Atems zwischen dem Hund, der nach oben schaut, und dem, der nach unten schaut (Karte 37).
- Wechseln Sie im Rhythmus Ihres Atems zwischen dem Hund mit dem Gesicht nach oben und der Planke (Karte 35).
- Lassen Sie die Zehen aufgestellt, oder bleiben Sie mit den Knien am Boden.

Ergänzende Haltungen

Vorbereitend:
WEITE IM BRUSTKORB
→ Karte 17
KRAFTHALTUNG IM VIERFÜSSLERSTAND
→ Karte 22
PLANKE
→ Karte 35

Zum Ausgleich:
HUND, GESICHT UNTEN
→ Karte 37

DER HUND, GESICHT OBEN URDHVA MUKHA SHVANASANA

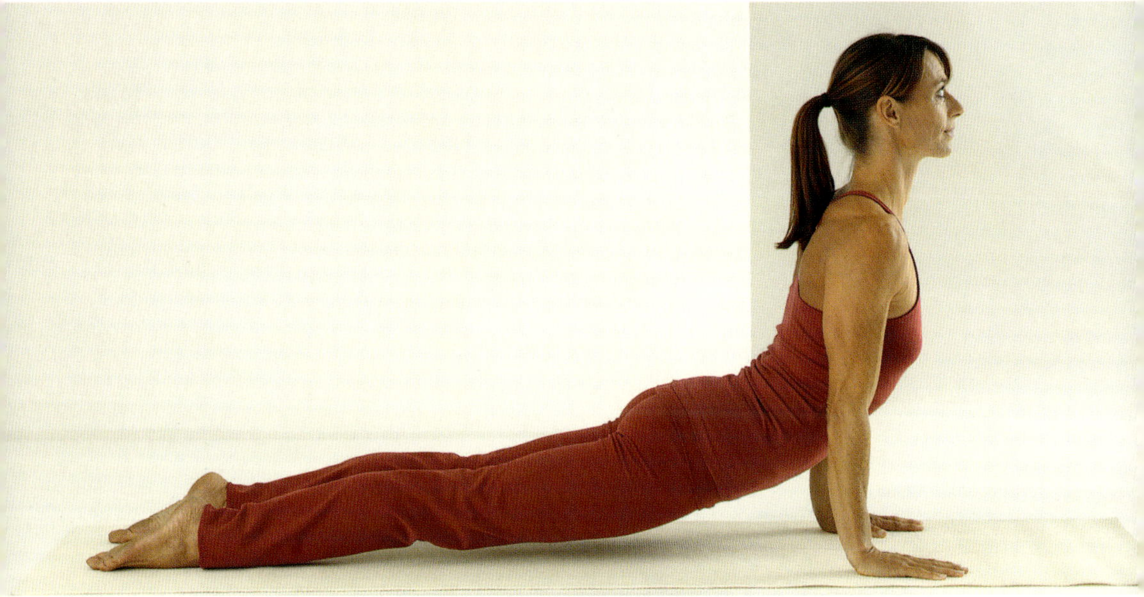

- Kommen Sie in den Hund mit dem Gesicht nach unten (Karte 37).
- Verlagern Sie dann das Gewicht nach vorn, und lassen Sie das Becken nach vorn und unten sinken. Legen Sie die Fußrücken auf. Kontrahieren Sie kraftvoll den Beckenboden, oder lassen Sie das Becken nach unten sinken.
- Halten Sie die Arme stabil wie zwei Stöcke, heben Sie Ihren Brustkorb weit nach vorn und oben, und lassen Sie den Kopf nach hinten sinken. Oder bewahren Sie etwas Spiel in den Ellenbogengelenken, kontrahieren Sie kraftvoll die Rückenmuskeln, lassen Sie Ihren Brustkorb eher hängen, und schauen Sie weit vor sich auf den Boden.
- Verweilen Sie so, und atmen Sie ruhig und tief weiter. Wenn Sie die Haltung verlassen wollen, gehen Sie über den Hund, der nach unten schaut, und den Vierfüßlerstand. Spüren Sie im Siegel des Yoga (Karte 27) nach.

Wirkung

- *Vitalisiert den ganzen Organismus.*
- *Regt Atmung und Kreislauf an.*
- *Stärkt die gesamte rumpfaufrichtende Muskulatur, insbesondere die des Schultergürtels und der Arme.*

DYNAMISCHE VARIANTEN

- Sie können die Plankenhaltung dynamisch üben, indem Sie im Atemrhythmus zwischen Planke und Hund mit dem Gesicht nach oben oder mit dem Gesicht nach unten (Karten 34 und 37) hin und her wechseln.

Eine anspruchsvolle Variante, die Arme und Schultern besonders kräftigt, ist das »Absenken und Heben der Planke«:

- Beugen Sie dafür in der Plankenhaltung die Arme an. Ziehen Sie die Ellenbogen an den Körper, und senken Sie den Körper wie eine Planke bis dicht über den Boden ab. Drücken Sie ihn dann wieder hoch.
- Wiederholen Sie dieses Auf und Ab einige Male.

Tipps zum Üben

- Wenn Sie die Hände nicht belasten können, benutzen Sie Blöcke oder Liegestützhilfen (gibt's im Sportfachhandel), oder stützen Sie sich auf den Unterarmen ab.
- Halten Sie die Beckenbodenmuskeln während der ganzen Übung kontrahiert, um das Becken zu stabilisieren.

Wann ist Vorsicht geboten?

- *Bei Entzündungen von Gelenken der Schultern, Arme oder Hände.*
- *Bei erst kurz verheilten Brüchen.*
- *Bei Sehnenscheidenentzündung oder Karpaltunnelsyndrom: Benutzen Sie Liegestützhilfen (siehe Tipps).*
- *Bei Nacken-Schulter-Syndrom und Schleudertrauma.*

Ergänzende Haltungen

Vorbereitend:
KRAFTHALTUNG IM VIERFÜSSLERSTAND
→ *Karte* 22

Zum Ausgleich:
HUND, GESICHT UNTEN
→ *Karte* 37

DIE PLANKE CHATURANGA DANDASANA

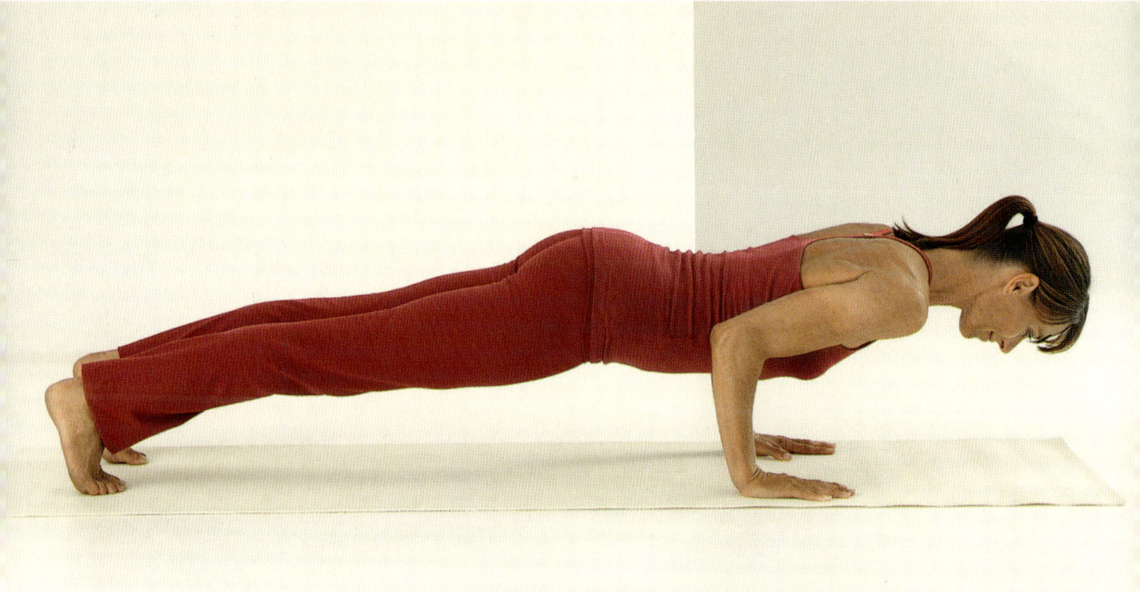

- Im Vierfüßlerstand spreizen Sie die Finger und richten die Mittelfinger parallel zueinander aus.
- Strecken Sie ein Bein nach dem anderen nach hinten, und stellen Sie die Zehen auf.
- Kontrahieren Sie die Muskeln des Beckenbodens, um das Becken zu stabilisieren.
- Beugen Sie die Arme an. Ziehen Sie die Oberarme und Ellenbogen dabei ganz dicht an den Brustkorb.
- Richten Sie den Körper von den Fersen bis zum Hinterhaupt in einer Linie aus.
- Verweilen Sie so eine Weile ruhig und tief atmend. Um die Haltung zu verlassen, bringen Sie die Knie behutsam zum Boden. Oder Sie schieben sich erst in den Hund mit dem Gesicht nach oben (Karte 34) und dann mit dem Gesicht nach unten (Karte 37).
- Spüren Sie anschließend in einem aufrechten Sitz nach (Karte 24).

Wirkung

- *Vitalisiert den ganzen Organismus.*
- *Regt Atmung und Kreislauf an.*
- *Stärkt die gesamte rumpfaufrichtende Muskulatur, insbesondere die des Schultergürtels.*

VARIANTE: DER TISCH

- Kommen Sie in einen Sitz mit angebeugten, aufgestellten Beinen. Die Füße stehen hüftgelenkbreit parallel. Stellen Sie die Hände oder Fäuste so auf, wie umseitig beschrieben.
- Kontrahieren Sie die Muskeln des Beckenbodens, und heben Sie das Becken, bis sich der Rumpf parallel zum Boden befindet – wie ein Tisch.
- Finden Sie eine Haltung für den Kopf, in der sich Ihr Nacken wohlfühlt. Drücken Sie kräftig mit den Händen und Fersen gegen oder in den Boden, und heben Sie die Leisten so hoch wie möglich.
- Verlassen Sie die Haltung, indem Sie das Becken langsam absenken. Spüren Sie in der Rückenlage nach.

Tipps zum Üben

- Wenn Sie die Hände oder Fäuste nicht belasten können, benutzen Sie Blöcke oder Liegestützhilfen (gibt's im Sportfachhandel).
- Halten Sie die Muskeln des Beckenbodens während der ganzen Übungsdauer kontrahiert, um das Becken zu stabilisieren.

Wann ist Vorsicht geboten?

- *Bei Entzündungen der Gelenke der Arme oder Hände oder erst kürzlich verheilten Brüchen.*
- *Bei Sehnenscheidenentzündung oder Karpaltunnelsyndrom: Benutzen Sie Liegestützhilfen (siehe Tipps).*
- *Bei Nacken-Schulter-Syndrom oder Schleudertrauma.*

Ergänzende Haltungen

Vorbereitend:
KRAFTHALTUNG IM VIERFÜSSLERSTAND
→ Karte 22
TISCH-VARIANTE
→ links, dynamisch geübt

Zum Ausgleich:
SCHULTERBRÜCKE
→ Karte 33

DAS BRETT URDHVA CHATURANGA DANDASANA

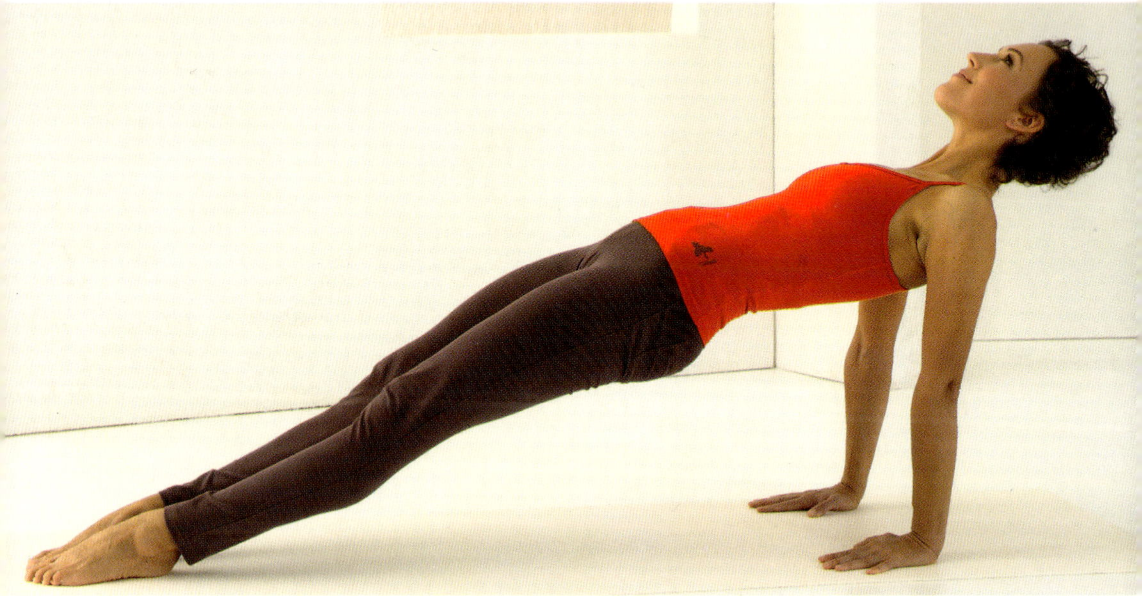

- Im Langsitz stellen Sie die Hände neben dem Becken so auf, dass die Fingerspitzen fußwärts weisen. Haben Sie eher kurze Arme, ballen Sie stattdessen die Hände zu Fäusten, Daumen außen; stellen Sie die Fäuste mit den Fingergrundgliedern so auf, dass die Daumen fußwärts weisen.
- Drücken Sie kräftig mit den Handwurzeln oder den Fäusten gegen oder in den Boden. Heben Sie den Brustkorb, und ziehen Sie die Schultern nach unten und außen.
- Kontrahieren Sie die Beckenbodenmuskeln. Heben Sie das Becken, bis Sie von den Schultern bis zu den Füßen eine schiefe Ebene bilden. Auch der Kopf befindet sich in einer Linie mit dem Körper.
- Verweilen Sie so, ruhig und tief atmend. Werden Sie ganz weit im Brustraum, und entspannen Sie Ihren Herzraum. Um die Haltung zu verlassen, senken Sie das Becken langsam wieder ab. Spüren Sie in der Rückenlage (Karte 76) nach.

Wirkung

- *Entstaucht und entlastet die Lendenwirbelsäule.*
- *Korrigiert den Rundrücken durch Streckung der Brustwirbelsäule und Dehnung der Achselhöhlen.*
- *Dehnt die Rückseite der Beine.*
- *Kräftigt Arme und Schultern.*
- *Verbessert die Atemkapazität durch Weitung des Brustkorbs.*

VARIANTE IM UNTERARMSTAND

- Im Unterarmstand falten Sie die Hände und ziehen die Ellenbogen unter die Schultergelenke. Stellen Sie die Zehen auf, und schieben Sie das Gesäß nach hinten und oben.
- Drücken Sie sich mit beiden Unterarmen kräftig vom Boden weg, sodass der Scheitelpunkt über dem Boden schwebt.
- Beugen Sie die Knie leicht, wenn Sie so den Rücken besser strecken können. Lassen Sie die Fersen möglichst weit zum Boden sinken. Verweilen Sie so tief und ruhig atmend.

Tipps zum Üben

- Benutzen Sie eine rutschfeste Unterlage, oder üben Sie mit den Fersen an der Wand.
- Ziehen Sie die Socken aus, damit die Füße nicht darin rutschen.

Wann ist Vorsicht geboten?

- *Bei sehr hohem Blutdruck, grünem Star, Netzhautablösung, akuten Entzündungen im Kopfraum, Zahnschmerzen oder Erkältungen.*
- *Bei Zwerchfellbruch.*
- *Bei entzündlichen oder stark degenerativen Prozessen in den Hand-, Ellenbogen- oder Schultergelenken: im Unterarmstand üben, die Arme evtl. auf der Sitzfläche eines Stuhls.*

Ergänzende Haltungen

Vorbereitend:
GEDREHTE DEHNUNG
→ *Karte* 13
SICH ZUR SEITE ÖFFNEN
→ *Karte* 14
KATZE-HUND-ABLAUF
→ *Karte* 21

Zum Ausgleich:
SIEGEL DES YOGA
→ *Karte* 27

DER HUND, GESICHT UNTEN ADHO MUKHA SHVANASANA

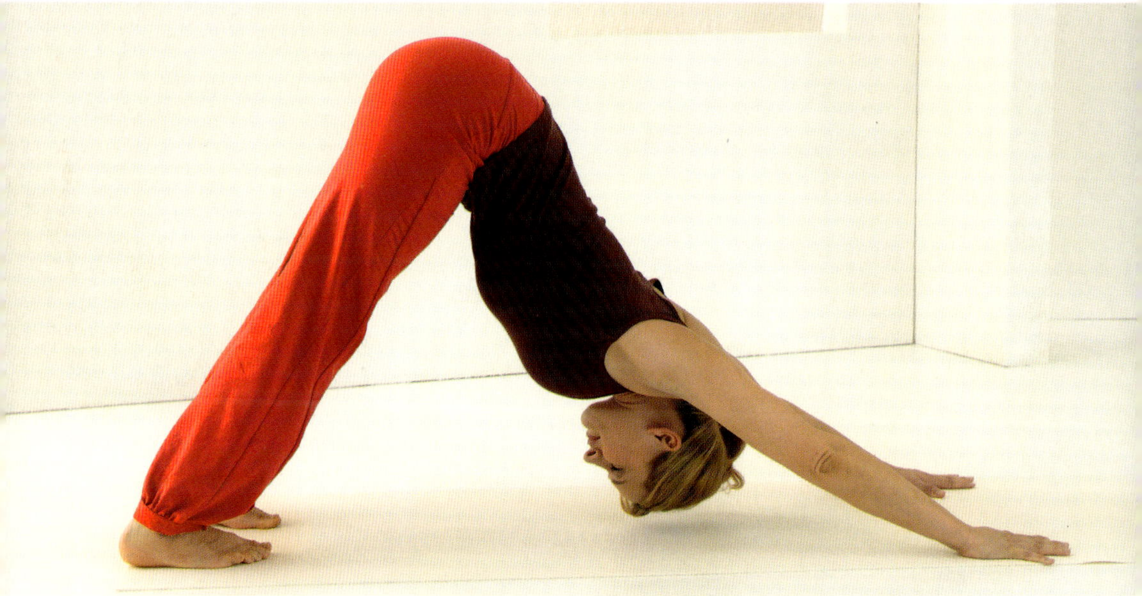

- Kommen Sie in den Vierfüßlerstand, Arme und Oberschenkel senkrecht, Mittelfinger gerade nach vorn.
- Stellen Sie die Zehen auf. Lassen Sie die Wirbelsäule in eine leichte Rückbeuge sinken, und heben Sie leicht den Kopf.
- Drücken Sie mit den Händen kräftig gegen oder in den Boden. Schieben Sie das Gesäß nach oben und hinten.
- Heben Sie die Fersen, bis Sie auf den Zehen stehen, und lassen Sie dann die Außenkanten möglichst weit bodenwärts sinken. Streben Sie mit den Sitzbeinen weiter nach oben und hinten.
- Die Arme sind gestreckt, der Kopf befindet sich in Verlängerung der Wirbelsäule, die Ohren sind zwischen den Armen.
- Atmen Sie ruhig und tief weiter, und ziehen Sie bei jedem Ausatmen den Nabel etwas einwärts. Um die Haltung zu verlassen, senken Sie langsam die Knie zum Boden.

DIE VORBEUGE IM STAND UTTANASANA

Wirkung

- *Beruhigt und stabilisiert den Geist.*
- *Hilft gegen Müdigkeit: die leichte Umkehrhaltung verbessert die Durchblutung des Kopfes.*
- *Angenehme Ruhe- und Entspannungshaltung.*
- *Dehnt die ganze Körperrückseite.*

VARIANTE: HALBE RUMPFBEUGE ARDHA UTTANASANA

- Kommen Sie wie beschrieben in die Rumpfbeuge. Beugen Sie die Beine an, dehnen Sie sich über die Sitzbeine nach hinten, strecken Sie Ihre Wirbelsäule intensiv – sodass die Lendenmuskulatur aktiviert wird –, und heben Sie den Oberkörper etwa parallel zum Boden. Schauen Sie nach vorn.
- Halten Sie die Arme aktiv gedehnt parallel senkrecht nach unten. Bleiben Sie mit den Fingerspitzen vor den Füßen auf dem Boden, oder legen Sie die Hände auf die Schienbeine. Verweilen Sie so, ruhig und tief atmend.
- Sie können auch die ganze und die halbe Vorbeuge im Wechsel im Rhythmus Ihres Atems üben.

Tipps zum Üben

- Vermeiden Sie, den Körper mithilfe der Arme hinunterzuziehen. Lassen Sie vielmehr Ihr Körpergewicht und die Schwerkraft wirken.
- Achten Sie darauf, dass Sie die Beine ganz gerade halten und vor allem nicht nach hinten überstrecken.

Wann ist Vorsicht geboten?

- *Bei stark erhöhtem Blutdruck.*
- *Bei erhöhtem Druck im Kopf (Augeninnendruck, Netzhautablösung, Tinnitus).*
- *Bei Entzündungen im Kopf und bei Kopfschmerzen.*

Ergänzende Haltungen

Vorbereitend:
SCHULTERBRÜCKE
→ *Karte* 33
HUND, GESICHT UNTEN
→ *Karte* 37

Zum Ausgleich:
SIEGEL DES YOGA
→ *Karte* 27

DIE VORBEUGE IM STAND UTTANASANA

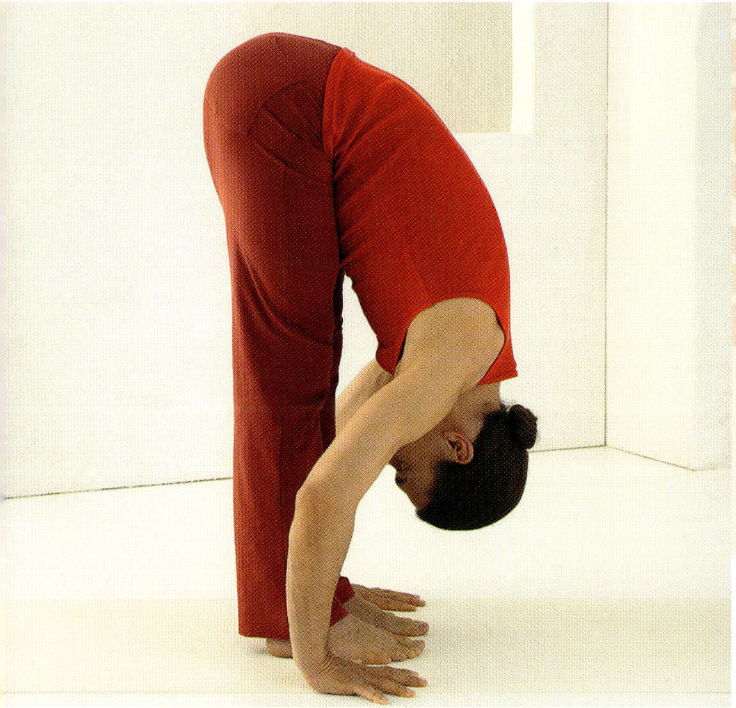

- Kommen Sie in den aufrechten Stand (Karte 25). Stellen Sie die Füße hüftgelenkbreit und parallel zueinander.
- Beugen Sie die Beine etwas an, und lassen Sie den Rumpf auf die Oberschenkel sinken.
- Drücken Sie mit den Außenkanten der Fersen gegen oder in den Boden, und dehnen Sie die Rückseiten der Beine so weit wie möglich. Streben Sie mit den Sitzbeinen weit nach oben.
- Halten Sie den Kontakt des Bauchs zu den Oberschenkeln. Lassen Sie Kopf, Schultern und Arme entspannt sinken.
- Verweilen Sie so einige tiefe Atemzüge lang. Um die Haltung zu verlassen, beugen Sie die Beine an und kommen fast in die Hocke. Heben Sie langsam den Rumpf, strecken Sie die Beine, und kommen Sie so – mit gestreckter Wirbelsäule (!) – hoch in den Stand. Spüren Sie im aufrechten Stand nach.

Wirkung

- *Stärkt die tiefe, rumpfaufrichtende Rückenmuskulatur.*
- *Dehnt die Muskeln an den Rückseiten der Beine.*
- *Vitalisiert und kräftigt allgemein.*

VARIANTE MIT AUFGESTELLTEN FÜSSEN

- Kommen Sie in einen Sitz mit angebeugten, aufgestellten Beinen. Ziehen Sie die Gesäßhälften nach hinten und außen, und stellen Sie die Beine angewinkelt auf.
- Umfassen Sie die Kniekehlen, und richten Sie die Wirbelsäule auf.
- Lösen Sie dann die Hände, und legen Sie sie auf den Boden. Versuchen Sie, ganz aufgerichtet sitzen zu bleiben.
- Um die Haltung zu verlassen, umfangen Sie die Beine mit den Armen und entspannen Ihren Rücken.

Tipps zum Üben

- Wenn Sie auch im Langsitz mit angebeugten Beinen das Becken nicht aufrichten können, setzen Sie sich auf eine zusammengefaltete Decke, einen Sitzkeil oder ein flaches Kissen.
- Um die Aufrichtung zu erleichtern, legen Sie einen Gurt um die Füße und halten ihn mit angebeugten Armen.

Wann ist Vorsicht geboten?

- *Bei einer akuten Ischiasreizung.*
- *Bei verkrümmter und/oder versteifter Wirbelsäule (Bechterew, Scheuermann): Erzwingen Sie nichts!*

Ergänzende Haltungen

Vorbereitend:
KROKODIL, STATISCH
→ Karte 44
UM DIE INNERE ACHSE KREISEN
→ Karte 16
HUND, GESICHT UNTEN
→ Karte 37

Zum Ausgleich:
VORBEUGE IM SITZ
→ Karte 41
DREHSITZ
→ Karte 63

DER STOCK DANDASANA

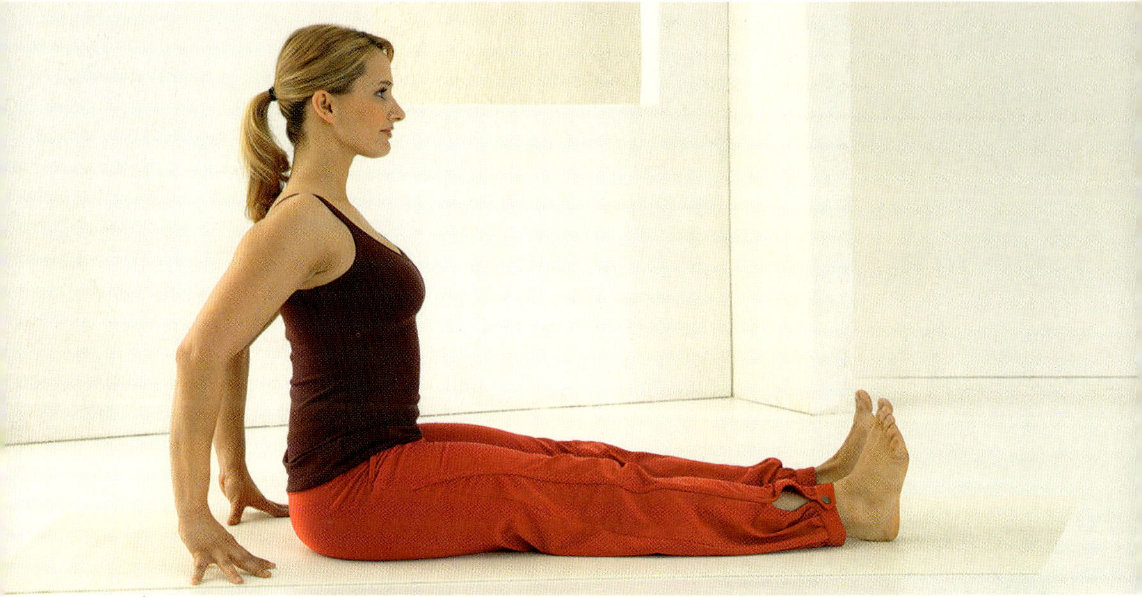

- Kommen Sie in den Langsitz mit leicht gebeugten Beinen. Ziehen Sie die Gesäßhälften nach hinten-außen.
- Stellen Sie die Fingerspitzen neben oder dicht hinter dem Becken auf, und drücken Sie mit ihnen fest gegen oder in den Boden, um die Wirbelsäule zu strecken. Achten Sie darauf, dass Ihre Schultern entspannt nach unten und außen sinken.
- Strecken Sie die Beine so weit, wie es Ihnen möglich ist, ohne den Rücken zu runden. Halten Sie die Beine gerade, und dehnen Sie sie (auch wenn die Knie noch leicht angebeugt sind) über die Fersen weit in den Raum hinein.
- Verweilen Sie so, ruhig atmend, und legen Sie eventuell die Hände auf die Oberschenkel.
- Um die Haltung zu verlassen, beugen Sie ein Bein nach dem anderen an. Umfangen Sie die Beine, und entspannen Sie den Rücken.

Wirkung

- *Regt durch vertiefte Bauchatmung die Verdauung an.*
- *Dehnt die Flanken intensiv und vertieft die Flankenatmung.*

VARIANTE: GEDREHTE KOPF-ZUM-KNIE-HALTUNG

- Kommen Sie – wie umseitig beschrieben – in die Ausgangshaltung der Kopf-zum-Knie-Haltung.
- Dehnen Sie sich kraftvoll aus der Wirbelsäule heraus, und legen Sie dann Ihren linken Arm an die Innenseite des linken Unterschenkels. Fassen Sie eventuell mit Zeigefinger und Daumen den großen Zeh.
- Lassen Sie dann Ihren Oberkörper über das gestreckte Bein sinken. Führen Sie Ihren rechten Arm in einem weiten Bogen über außen nach oben über das linke Bein. Berühren Sie eventuell den linken Fuß.
- Drehen Sie den Brustkorb nach oben, und schauen Sie so weit nach oben, wie es für Ihren Nacken angenehm ist. Bleiben Sie in der Haltung, und atmen Sic tief in den Bauchraum.

Tipps zum Üben

- Um das Becken leichter aufzurichten, legen Sie eine Decke, einen Sitzkeil oder ein flaches Kissen unters Gesäß.
- Sie können einen Gurt um den Fußballen legen und ihn mit leicht gebeugten Armen halten.

Wann ist Vorsicht geboten?

- *Bei einer Reizung des Ischiasnervs.*
- *Bei akuten oder stark degenerativen Erkrankungen der Wirbelsäule.*
- *Bei Entzündungen im Bauchraum.*
- *Bei entzündlichen oder degenerativen Prozessen in den Hüftgelenken.*

Ergänzende Haltungen

Vorbereitend:
GEDREHTE DEHNUNG
→ Karte 13
GESTRECKTE FLANKEN-DEHNUNG
→ Karte 54
UM DIE ACHSE KREISEN
→ Karte 16

Zum Ausgleich:
SCHULTERBRÜCKE
→ Karte 33
KROKODIL, STATISCH
→ Karte 44

KOPF-ZUM-KNIE-HALTUNG JANU SHIRSHASANA

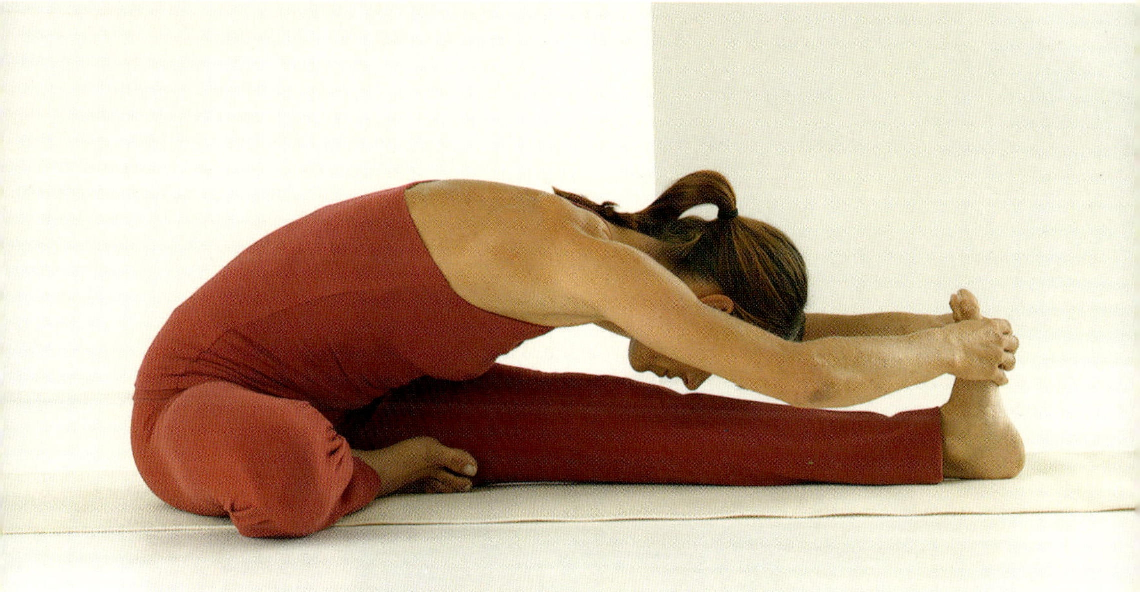

- Ziehen Sie im Langsitz die Gesäßhälften nach hinten und außen. Stellen Sie das rechte Bein angebeugt auf, und lassen Sie es dann aus dem Hüftgelenk nach außen sinken.
- Wachsen Sie aus der Wirbelsäule heraus. Neigen Sie sich vor, und umfassen Sie mit beiden Händen den linken Fuß. Falls das nicht möglich ist, legen Sie die Hände auf das Schienbein.
- Dehnen Sie sich kraftvoll aus der Wirbelsäule heraus, und lassen Sie dann Ihren Bauch entspannt auf das gestreckte Bein sinken und die Stirn sich zum Knie hinunterneigen.
- Bleiben Sie in der Haltung, ohne weiter mit den Armen zu ziehen, und atmen Sie tief in den Bauchraum. Lassen Sie sich mit jedem Ausatmen etwas weiter in die Haltung hineinsinken.
- Um die Haltung zu verlassen, richten Sie sich behutsam auf. Wechseln Sie das angebeugte und das gestreckte Bein, und wiederholen Sie die Haltung über das rechte Bein gebeugt.

Wirkung

- *Regt durch die vertiefte Bauchatmung die Verdauung an.*
- *Dehnt die Rückseite der Beine intensiv.*
- *Dehnt und entlastet den unteren Rücken.*

VARIANTE: RUMPF SINKEN LASSEN PASHCIMATANASANA

- Kommen Sie – wie gerade beschrieben – mit geradem Rücken in die Vorbeuge über beide Beine.
- Dehnen Sie sich kraftvoll aus der Wirbelsäule heraus, und lassen Sie dann Ihren Oberkörper entspannt über die angebeugten oder gestreckten Beine sinken.
- Bleiben Sie in der Haltung, ohne weiter mit den Armen zu ziehen, und atmen Sie tief in den Bauchraum.
- Um die Haltung zu verlassen, wandern Sie mit den Füßen langsam in Richtung Becken, bis Sie den Oberkörper mühelos aufrichten können. Spüren Sie in einem aufrechten Sitz Ihrer Wahl nach.

Tipps zum Üben

- Wenn Sie Mühe haben, das Becken aufzurichten, legen Sie eine gefaltete Decke, einen Sitzkeil oder ein flaches Kissen unters Gesäß.
- Sie können auch einen Gurt um die Fußballen legen und ihn mit leicht angebeugten Armen halten.

Wann ist Vorsicht geboten?

- *Bei einer Reizung des Ischiasnervs.*
- *Bei akuten oder stark degenerativen Erkrankungen der Wirbelsäule (Hexenschuss, Bandscheibenvorfall, Bechterew, Scheuermann).*
- *Bei Entzündungen im Bauchraum.*
- *Kurz nach OPs im Bauchraum.*

Ergänzende Haltungen

Vorbereitend:
KATZE-HUND-ABLAUF → *Karte* 21
STOCK → *Karte* 39
UM DIE INNERE ACHSE KREISEN → *Karte* 16

Zum Ausgleich:
SCHULTERBRÜCKE → *Karte* 33
KROKODIL, STATISCH → *Karte* 44

VORBEUGE ÜBER BEIDE BEINE PASHCIMOTTANASANA

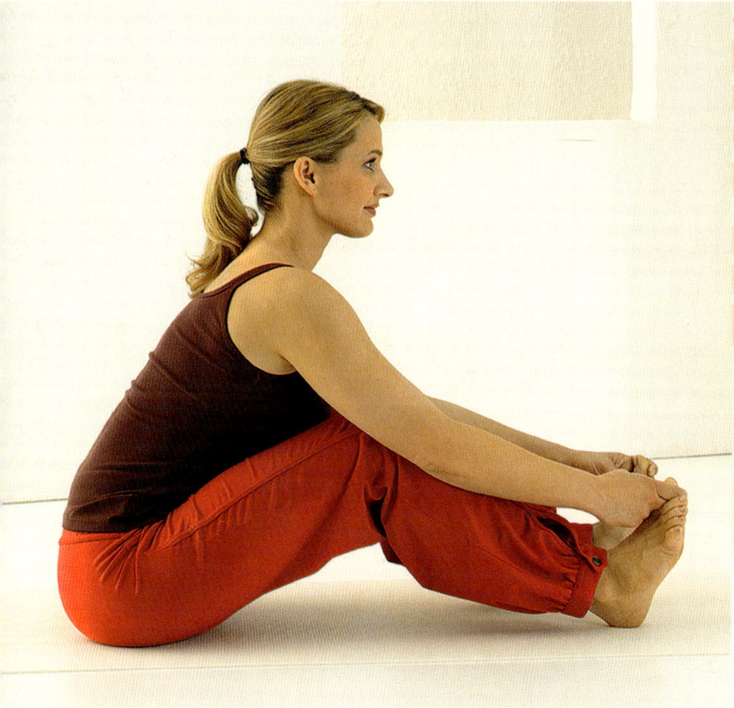

- Stellen Sie im Langsitz die Beine angebeugt auf. Ziehen Sie die Gesäßhälften nach hinten und außen.
- Fassen Sie mit den Zeige- und Mittelfingern die großen Zehen von innen. Strecken Sie Ihre Wirbelsäule nach vorn und oben, lassen Sie Ihre Schultern nach unten und außen sinken.
- Strecken Sie die Beine über die Fersen gerade so weit, dass Sie noch den Kontakt der Bauchdecke mit den Oberschenkeln halten können und der Rücken gerade bleibt.
- Verweilen Sie in der Haltung, und atmen Sie ruhig und tief in den Bauch. Strecken Sie eventuell nach einigen Atemzügen die Beine etwas weiter aus.
- Um die Haltung zu verlassen, ziehen Sie die Füße zum Becken. Umfangen Sie die Beine, lassen Sie den Kopf Richtung Knie sinken, und entspannen Sie den Rücken.

Wirkung

- *Entspannt und dehnt die Muskeln an der Innenseite und Rückseite der Oberschenkel.*
- *Dehnt die Kreuzbein-Darmbein-Gelenke.*
- *Wirkt entspannend und durchblutungsfördernd auf die Organe des kleinen Beckens: hilfreich bei Spannungsschmerzen im Unterbauch und Blasenentzündung.*

VARIANTE IN DER RÜCKENLAGE

- Kommen Sie in die Rückenlage. Ziehen Sie ein Bein nach dem anderen an den Bauch, und strecken Sie die Beine in die Senkrechte.
- Dehnen Sie die Beine über die Fersen, und lassen Sie sie dann in die Grätsche sinken.
- Sollten Sie Mühe haben, die Beine gegrätscht in der Senkrechten zu halten, üben Sie mit den Beinen an der Wand. Legen Sie sich dafür mit dem Gesäß dicht an die Wand, strecken Sie die Beine an ihr hoch, und lassen Sie sie dann in die Grätsche sinken.

Tipps zum Üben

- Wenn Sie Mühe haben, Ihr Becken aufzurichten, legen Sie sich eine gefaltete Decke, einen Sitzkeil oder ein flaches Kissen unter.
- Bei Schmerzen an den Innenseiten der Knie stützen Sie diese mit Kissen oder Decken ab.
- Achten Sie unbedingt darauf, Becken und Rücken ganz aufgerichtet zu halten.

Wann ist Vorsicht geboten?

- *Bei einer Ischiasreizung.*
- *Bei zu großer Beweglichkeit in den Kreuzbein-Darmbein-Gelenken.*
- *Bei angeborenen Hüftgelenkdysplasien (Coxa vara, Coxa valga).*

Ergänzende Haltungen

Vorbereitend:
WINKEL IN DER RÜCKENLAGE ⇢ Variante links
WINKEL-VARIANTE
SCHULTERBRÜCKE
⇢ Karte 43

Zum Ausgleich:
SCHULTERBRÜCKE
⇢ Karte 33

DER OFFENE WINKEL KONASANA

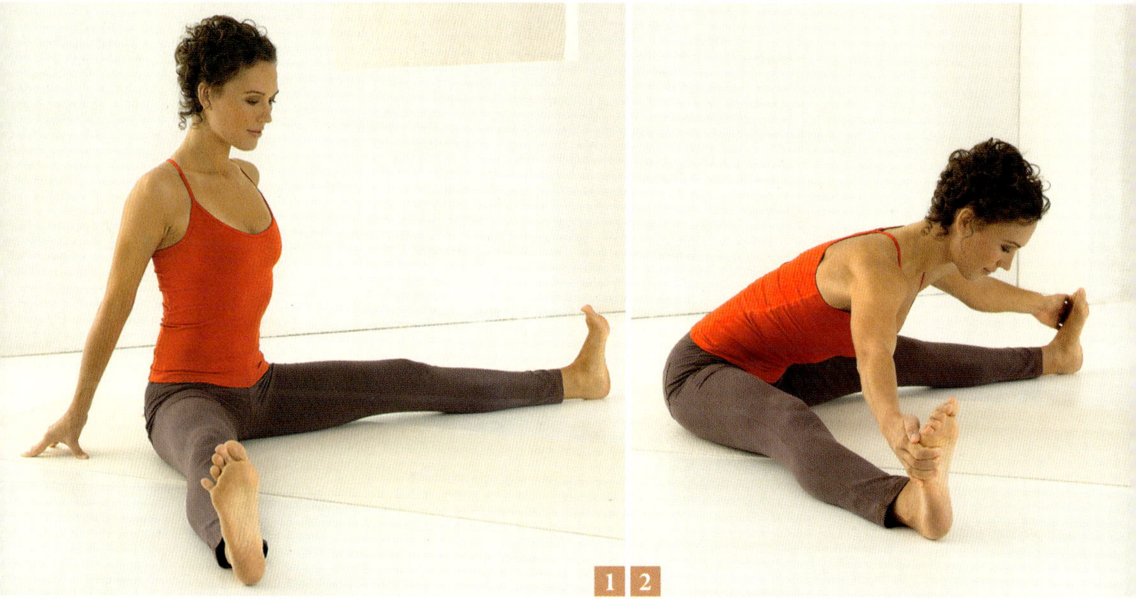

1 2

- Kommen Sie in den Langsitz. Ziehen Sie die Gesäßhälften nach hinten und außen, um die Aufrichtung des Beckens zu unterstützen.
- Bringen Sie die Beine so weit in die Grätsche, bis Sie merken, dass das Becken nach hinten kippen möchte.
- Stützen Sie sich mit den Händen hinter dem Gesäß ab. Lassen Sie die Schultern nach hinten, unten und außen sinken. Heben Sie den Brustkorb so weit, wie es angenehm ist.
- Achten Sie darauf, dass die Beine weder nach innen noch nach außen rollen. Dehnen Sie sie eventuell über die Fersen hinweg. [1]
- Wenn Sie sich so gut aufrichten können, dann beugen Sie sich mit geradem Rücken (!) aus den Hüftgelenken und umfassen die Füße, Großzehen oder Fußgelenke, die Schienbeine oder Knie. [2]
- Verweilen Sie so, ruhig und tief in den Beckenraum hineinatmend.

DER GESCHLOSSENE WINKEL BADDHA KONASANA

Wirkung

- *Entspannt die Muskeln an der Innenseite der Oberschenkel.*
- *Dehnt die Leisten (in der liegenden Variante).*
- *Entlastet den unteren Rücken.*
- *Entspannt die Organe des kleinen Beckens und ist deshalb besonders hilfreich bei Spannungsschmerzen vor oder während der Menstruation.*
- *Wirkt unterstützend bei der Heilung von Blasenentzündungen.*

VARIANTE: SCHULTERBRÜCKE MIT GEGRÄTSCHTEN BEINEN

- Legen Sie in der Rückenlage die Fußsohlen aneinander. Verweilen Sie so, tief in den Beckenraum atmend.
- Drücken Sie in dieser Haltung kräftig mit den Fußaußenkanten gegen oder in den Boden. Kontrahieren Sie die Muskeln des Beckenbodens ein wenig, und heben Sie das Becken vom Boden ab.
- Verweilen Sie so, tief und ruhig atmend. Entspannen Sie die Leisten sowie die Innenseiten der Oberschenkel und Knie.

Tipps zum Üben

- Wenn Sie Mühe haben, Ihr Becken aufzurichten, legen Sie sich eine gefaltete Decke, einen Sitzkeil oder ein flaches Kissen unter.
- Bei Schmerzen an den Innenseiten der Knie stützen Sie diese mit Kissen oder Decken ab.
- Üben Sie mit Rücken und Becken dicht an der Wand. Das hilft, den Rücken aufgerichtet zu halten.

Wann ist Vorsicht geboten?

- *Bei Kniebeschwerden am Innenmeniskus.*
- *Bei Ischiasreizung.*
- *Bei angeborenen Hüftgelenkdysplasien (Coxa vara, Coxa valga).*

Ergänzende Haltungen

Vorbereitend:
OFFENER WINKEL
→ Karte 42
SCHULTERBRÜCKE MIT GEGRÄTSCHTEN BEINEN
→ Variante links

Zum Ausgleich:
SCHULTERBRÜCKE
→ Karte 33

DER GESCHLOSSENE WINKEL BADDHA KONASANA

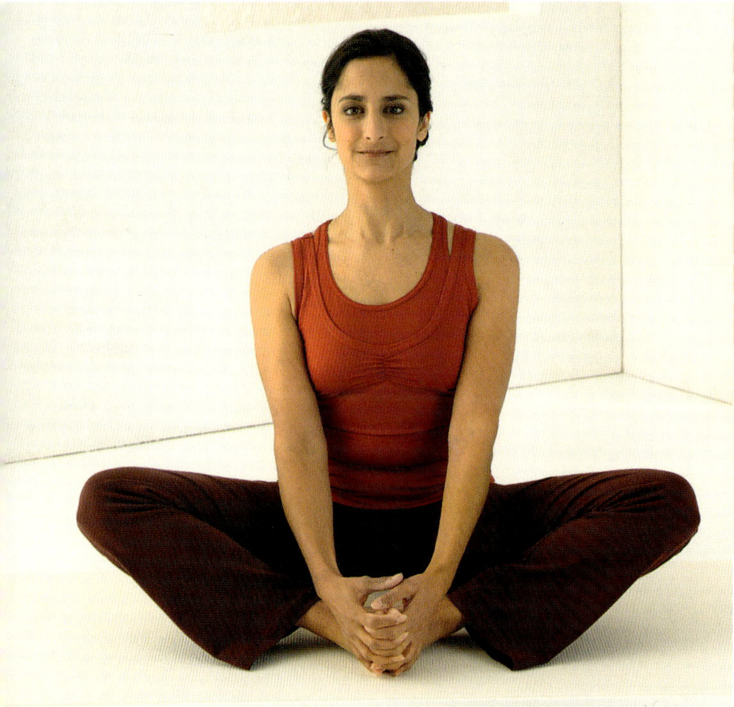

- Kommen Sie in einen aufrechten Sitz. Legen Sie die Fußsohlen aneinander. Ziehen Sie die Fersen so dicht an den Körper heran, dass das Becken noch aufgerichtet bleiben kann.
- Um die Aufrichtung des Beckens zu unterstützen, ziehen Sie die Gesäßmuskeln nach außen und hinten.
- Umfassen Sie die Fußgelenke oder Unterschenkel. Richten Sie sich aus dem unteren Rücken heraus auf, indem Sie die Wirbelsäule strecken und die Brust etwas heben.
- Lassen Sie die Knie entspannt nach außen und unten sinken.
- Verweilen Sie so, ruhig und tief in den Beckenraum atmend.
- Um die Haltung zu verlassen, legen Sie die Hände seitlich an die Knie und klappen die Beine zusammen. Umfangen Sie die Beine, runden Sie den Rücken, und lassen Sie den Kopf zu den Knien sinken.

Wirkung

- *Entspannt die Muskeln des Lendenbereichs.*
- *Hilft, seitliche Abweichungen der Wirbelsäule auszugleichen.*
- *Mobilisiert den Brustkorb und regt die Flankenatmung an.*
- *Regt die Verdauung an.*

VARIANTE MIT ANGEZOGENEN BEINEN

- Breiten Sie in der Rückenlage die Arme in Schulterhöhe aus. Stellen Sie ein Bein nach dem anderen auf, und ziehen Sie sie dann nacheinander an den Bauch.
- Führen Sie die Beine ein- oder ausatmend nach links, bis sich die rechte Schulter vom Boden lösen will.
- Lassen Sie nun ein Bein nach dem anderen zum Boden sinken, ohne dass sich die Schulter hebt.
- Verweilen Sie so, tief und ruhig atmend. Wiederholen Sie die Drehung zur anderen Seite.

Tipps zum Üben

- Achten Sie unbedingt darauf, dass der Schultergürtel breit und flach am Boden liegen bleibt, da sonst keine Drehung entsteht.
- Lassen Sie den Nacken ganz entspannt. Drehen Sie eventuell den Kopf in die Gegenrichtung der Beine.
- Legen Sie sich bei empfindlicher Halswirbelsäule einen halb vollen Softball (Ø 18–20 cm) unter den Nacken.

Wann ist Vorsicht geboten?

- *Bei Entzündungen im Bauchraum.*
- *Bei Brüchen (Hernien) in der Bauchdecke oder den Leisten.*
- *Kurz nach Operationen im Bauchraum.*
- *Bei akuten Rückenschmerzen.*
- *Bei Entzündung im Schultergelenk.*

Ergänzende Haltungen

Vorbereitend:
GEDREHTE DEHNUNG
⇢ Karte 13
KROKODIL, DYNAMISCH
⇢ Karte 45

Zum Ausgleich:
SCHULTERBRÜCKE
⇢ Karte 33

DAS KROKODIL (STATISCH) MAKARASANA

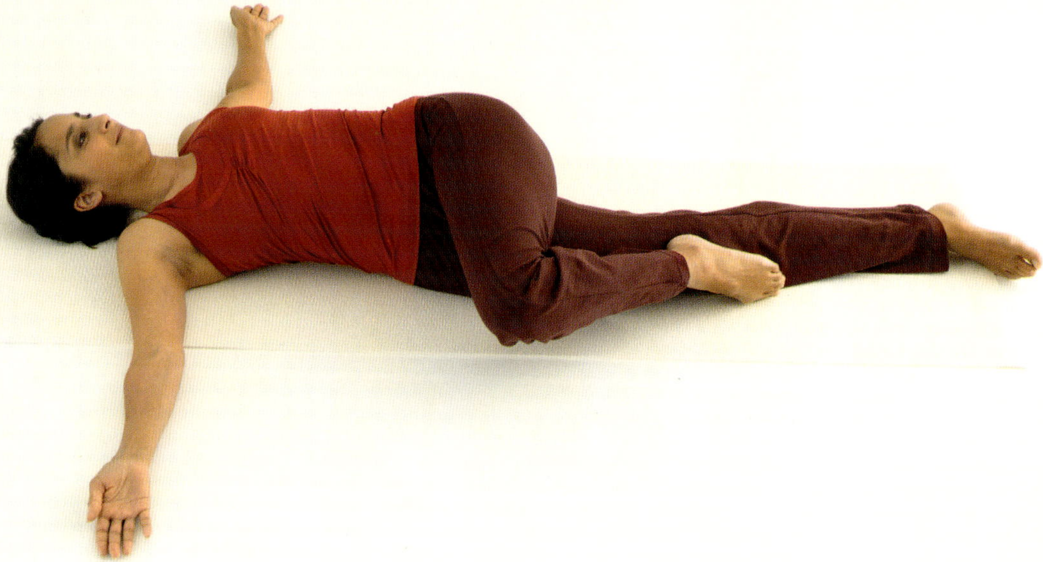

- Kommen Sie in die Rückenlage, und breiten Sie die Arme seitlich in Schulterhöhe aus. Stellen Sie ein Bein nach dem anderen angebeugt auf.
- Heben Sie das Becken etwas an, und verlagern Sie es nach links. Strecken Sie das rechte Bein aus, stellen Sie den linken Fuß aufs rechte Knie. Dehnen Sie das rechte Bein über die Ferse in den Raum.
- Heben Sie die linke Hüfte, und drehen Sie sich nach rechts. Die linke Schulter bleibt am Boden.
- Verweilen Sie in Ihrer maximalen Drehung. Dehnen Sie sich weit in den linken Arm hinein. Atmen Sie tief in die rechte Flanke, und lassen Sie die linke Brustkorbseite zum Boden hinunterschmelzen.
- Um die Haltung zu verlassen, führen Sie das linke Bein zur Mitte zurück. Stellen Sie erst den linken und dann den rechten Fuß auf.
- Machen Sie die Übung nun zur rechten Seite. Spüren Sie anschließend in der Rückenlage nach.

Wirkung

- *Regt die Verdauung an und belebt den ganzen Bauchraum.*
- *Kräftigt die gesamte Muskulatur der Bauchdecke.*
- *Entspannt den unteren Rücken.*
- *Mobilisiert den Brustkorb und regt die Flankenatmung an.*
- *Dehnt die Brustmuskeln und wirkt damit gegen Rundrücken und eingesunkene Schultern.*

VARIANTE MIT GEBEUGTEN BEINEN

Üben Sie diese Variante, wenn Ihr unterer Rücken sehr empfindlich ist:

- Breiten Sie die Arme in Schulterhöhe aus. Ziehen Sie ein Bein nach dem anderen an den Bauch.
- Führen Sie die Beine ein- oder ausatmend angebeugt nach links, bis sich die rechte Schulter vom Boden lösen will. Halten Sie die Beine einen Moment in der Atemfülle oder -leere. Führen Sie sie dann zur Mitte zurück.
- Wiederholen Sie die Bewegung in Ihrem Atemrhythmus mehrmals zu beiden Seiten hin.

Tipps zum Üben

- Achten Sie darauf, ganz entspannt im Nacken zu bleiben, wenn Sie die Beine zur Seite führen!
- Bei empfindlicher Halswirbelsäule legen Sie einen halb vollen Softball (Ø 18–20 cm) unter Ihren Nacken.
- Halten Sie die Beine in der Luft, sonst haben die Bauchmuskeln nichts zu tun!

Wann ist Vorsicht geboten?

- *Bei Entzündungen im Bauchraum.*
- *Bei Brüchen (Hernien) im Bauchraum oder in der Leiste.*
- *Einige Wochen nach Operationen mit Narben in der Bauchdecke.*
- *Bei akuten Ischiasbeschwerden.*
- *Bei akuten Rückenschmerzen.*

Ergänzende Haltungen

Vorbereitend:
GEDREHTE DEHNUNG
→ Karte 13

Zum Ausgleich:
SCHULTERBRÜCKE
→ Karte 33
WINKEL-VARIANTE SCHULTERBRÜCKE
→ Karte 43

DAS KROKODIL (DYNAMISCH) MAKARASANA-VARIANTE

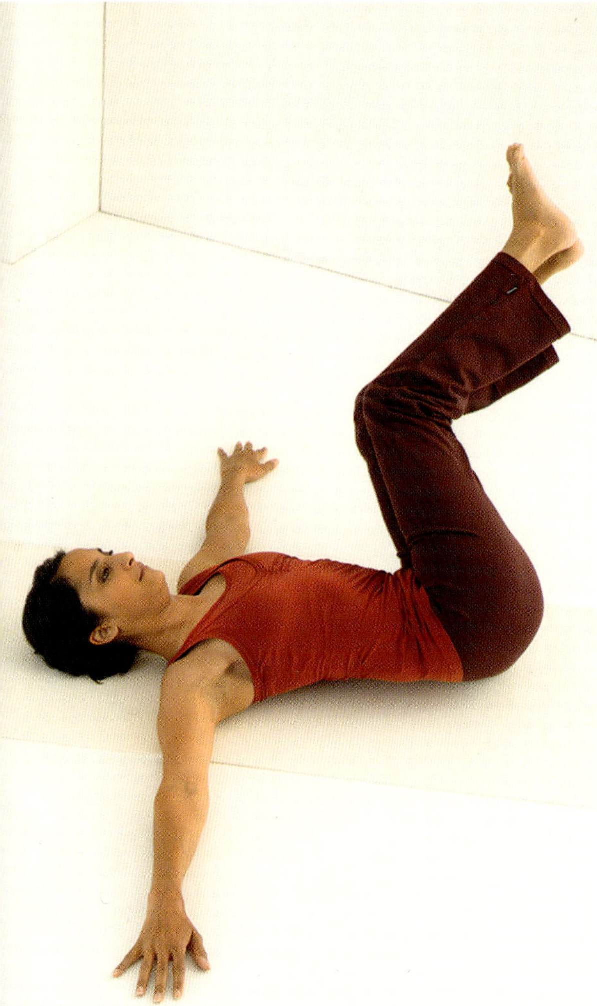

- Kommen Sie in die Rückenlage, und breiten Sie die Arme seitlich in Schulterhöhe aus. Beugen Sie die Beine an, und ziehen Sie eines nach dem anderen an den Bauch.
- Strecken Sie die Beine nach oben, ohne den Kontakt der Oberschenkel zum Unterbauch zu verlieren.
- Führen Sie ein- oder ausatmend die Beine etwa 40° nach links. Halten Sie sie dort einen Moment in der Atemfülle oder -leere.
- Achten Sie darauf, dass Ihre rechte Schulter am Boden bleibt. Dehnen Sie sich flach und weit in den rechten Arm hinein.
- Kehren Sie aus- oder einatmend zur Mitte zurück, und führen Sie dann die Beine nach rechts. Die linke Schulter bleibt dabei am Boden.
- Wiederholen Sie diese Bewegung mehrfach zu jeder Seite im Rhythmus Ihres Atems. Spüren Sie anschließend mit angebeugten, aufgestellten Beinen in der Rückenlage nach.

Wirkung

- *Aktiviert die Verdauung und belebt den Bauchraum.*
- *Kräftigt den geraden Bauchmuskel.*
- *Kräftigt die Muskeln an der Vorderseite der Beine, die Rückenmuskeln und die Hüftbeuger.*

Tipps zum Üben

- Je flacher Sie die Beine über dem Boden ausstrecken, desto anstrengender wird die Übung.
- Lassen Sie sich nicht irritieren, wenn die Bauchdecke bald zu zittern anfängt: Das ist normal!
- Beugen Sie die Beine an, wenn Sie das Gleichgewicht mit gestreckten Beinen nicht halten können.

VARIANTE: DAS HALBE BOOT

Wenn Ihr unterer Rücken empfindlich oder Ihre Bauchdecke noch zu schwach ist, üben Sie diese Variante:

- Ziehen Sie in der Rückenlage die Beine an den Bauch. Heben Sie den Kopf in der Schale der Hände.
- Strecken Sie das eine Bein erst nach oben, und lassen Sie es dann flach über den Boden sinken. Ziehen Sie das andere Bein noch mehr heran.
- Strecken Sie die Arme neben dem Körper nach vorn aus. Schmiegen Sie den unteren Rücken fest an den Boden, und entspannen Sie den Nacken. Atmen Sie ruhig und tief weiter.
- Wiederholen Sie die Haltung, indem Sie die Beine wechseln.

Wann ist Vorsicht geboten?

- *Bei Entzündungen im Bauchraum.*
- *Bei Brüchen (Hernien) im Bauchraum.*
- *Einige Wochen nach Operationen im Bauchraum.*
- *Bei geschwächtem Allgemeinzustand.*
- *In fortgeschrittener Schwangerschaft.*

Ergänzende Haltungen

Vorbereitend:
STOCK
→ Karte 39

Zum Ausgleich:
PSOASDEHNUNG
→ Karte 19
SCHULTERBRÜCKE
→ Karte 33

DAS BOOT NAVASANA

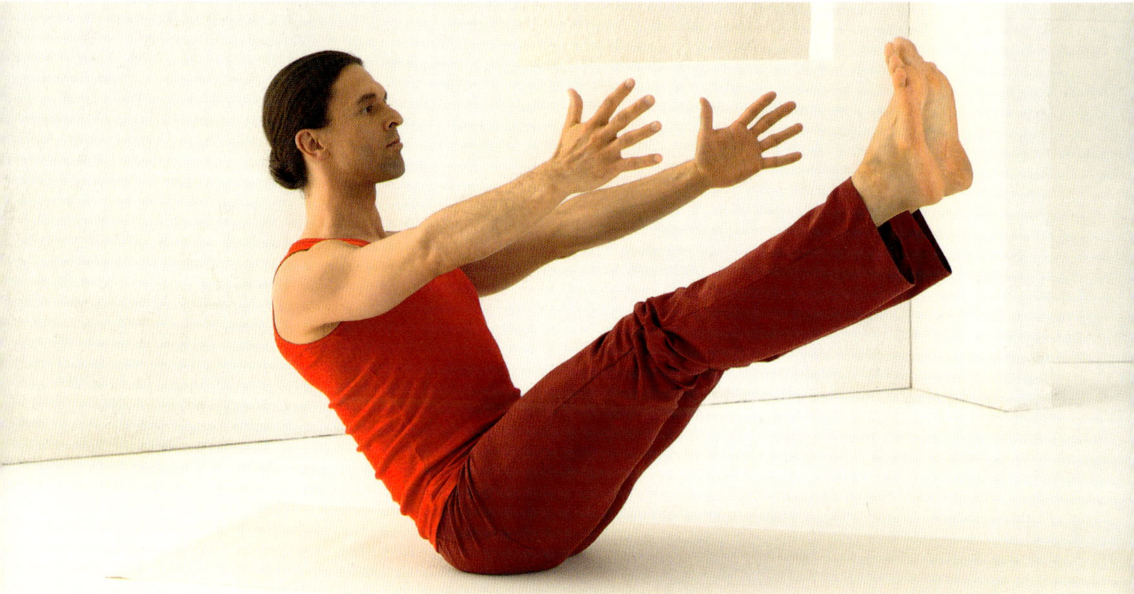

- Kommen Sie in einen Sitz mit aufgestellten Beinen. Ziehen Sie die Gesäßmuskeln nach hinten und außen.
- Fassen Sie von außen in die Kniekehlen, und strecken Sie die Wirbelsäule aus dem Becken heraus weit nach vorn und oben. Verlagern Sie Ihr Gewicht leicht nach hinten in den Schwebesitz.
- Strecken Sie die Beine langsam so weit nach vorn und oben, wie Sie den Rücken lang und gerade lassen und das Gleichgewicht halten können.
- Lösen Sie die Hände, und strecken Sie die Arme waagerecht nach vorn.
- Verweilen Sie so, ruhig und tief in den Bauch atmend. Achten Sie darauf, dass der Rücken ganz gerade bleibt und dass Ihr Brustbein nach vorn und oben strebt.
- Um die Haltung zu verlassen, senken Sie langsam die Füße zurück zum Boden und richten sich wieder auf. Spüren Sie anschließend im Sitz mit aufgestellten Beinen und auf die Knie gelegter Stirn nach.

Wirkung

- *Vitalisiert und kräftigt den ganzen Körper.*
- *Kräftigt die Muskeln der Füße und der Beine.*
- *Kräftigt die rumpfaufrichtende Muskulatur.*
- *Hilft, Standfestigkeit und Stabilität zu entwickeln.*

VARIANTE: DER ADLER

- Kommen Sie in den aufrechten Stand. Schmiegen Sie die Außenkante der Füße fest an den Boden.
- Streben Sie mit dem Becken nach hinten und unten, als wollten Sie sich auf einen Hocker setzen. Versuchen Sie, die Beine so weit zu beugen, dass die Oberschenkel waagerecht sind.
- Legen Sie den Bauch auf die Oberschenkel, und heben Sie etwas den Oberkörper. Halten Sie den Kopf in der Verlängerung der Wirbelsäule.
- Breiten Sie die Arme seitlich in Schulterhöhe aus – wie ein Adler. Verweilen Sie so, ruhig und tief atmend.

Tipps zum Üben

- Üben Sie auf einer rutschfesten Matte.
- Beugen Sie die Beine nur so weit an, wie es Ihnen noch möglich ist, die Füße und Oberschenkel wirklich parallel zu lassen.
- Eine gute Vorbereitung ist das Üben an der Wand: Stellen Sie sich mit dem Rücken an die Wand, und lassen Sie sich dann auf einem unsichtbaren Stuhl nieder.

Wann ist Vorsicht geboten?

- *Bei Instabilität in den Fuß- oder Kniegelenken – die jedoch durch regelmäßiges, achtsames Üben behoben werden kann.*
- *Bei einer akuten Ischiasreizung.*
- *Bei akuten Rückenschmerzen.*

Ergänzende Haltungen

Vorbereitend:
AUFRECHTER STAND
→ Karte 25
ADLER
→ Variante links

Zum Ausgleich:
VORBEUGE IM STAND
→ Karte 38

DIE KRAFTVOLLE HALTUNG UTKATASANA

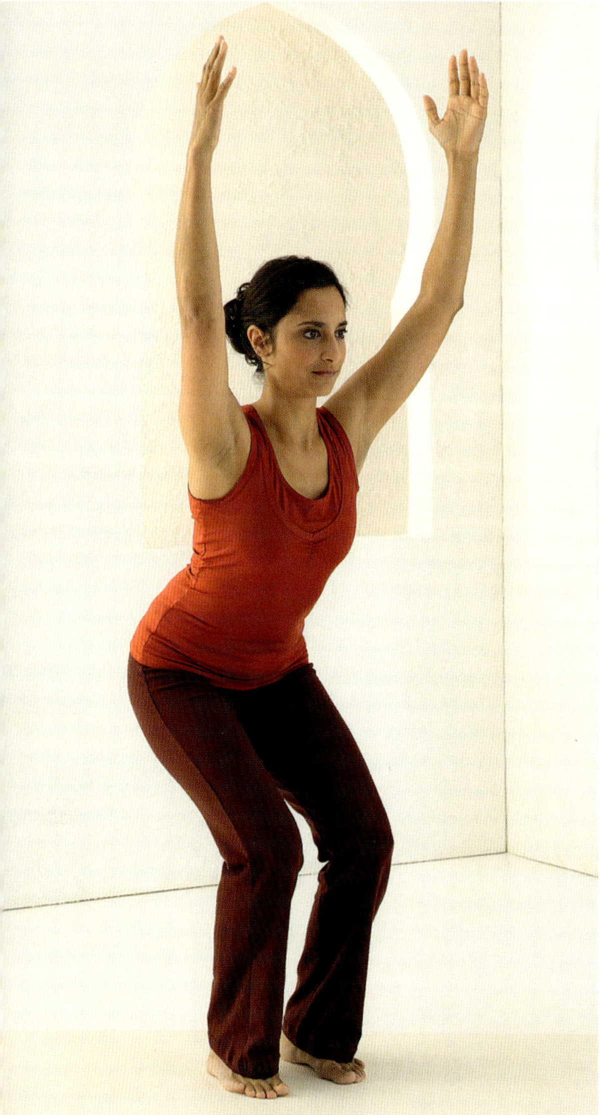

- Kommen Sie in den aufrechten Stand (Karte 25). Stellen Sie die Füße hüftgelenkbreit und parallel.
- Heben Sie die Arme über den Kopf, legen Sie eventuell die Handflächen aneinander, und lassen Sie die Schultern sinken.
- Schmiegen Sie die Außenkanten der Füße fest an den Boden. Streben Sie mit dem Becken nach hinten und unten, als wollten Sie sich auf einen hohen Hocker setzen.
- Richten Sie den Rumpf so weit wie möglich auf, und streben Sie weit über die Fingerspitzen nach oben.
- Verweilen Sie so, ruhig und tief atmend. Achten Sie immer wieder darauf, dass die Füße und die Oberschenkel parallel bleiben. Schmiegen Sie dafür die Außenkanten der Fersen kraftvoll an den Boden. Suchen Sie immer wieder eine Armhaltung, in der Ihre Schultern wirklich entspannt und weit bleiben können.
- Um die Haltung zu verlassen, strecken Sie langsam die Beine und senken die Arme. Spüren Sie anschließend im aufrechten Stand nach.

DER HELD I VIRABHADRASANA I

Wirkung

- *Vitalisiert und kräftigt den ganzen Körper.*
- *Hilft, Standfestigkeit zu entwickeln.*
- *Vertieft die Atmung.*
- *Kräftigt die Muskeln der Beine und Füße und bessert dadurch langfristig Kniebeschwerden.*
- *Kräftigt die rumpfaufrichtende Muskulatur.*

VARIANTEN

- Wenn Ihnen das Verweilen in der Haltung noch zu anstrengend ist, strecken und beugen Sie im Wechsel das vordere Bein.
- Haben Sie einen empfindlichen unteren Rücken oder empfindliche Schultern, dann heben Sie die Arme nur maximal auf Schulterhöhe.
- In manchen Traditionen wird die Heldenhaltung so geübt, dass der hintere Fuß um etwa 35° ausgestellt wird. Bauen Sie in diesem Fall die Haltung vom Stand her auf (siehe Held II, Karte 49).

Tipps zum Üben

- Benutzen Sie eine rutschfeste Matte.
- Achten Sie in allen Varianten darauf, dass das Becken und das vordere Knie gerade nach vorn ausgerichtet bleiben.
- Halten Sie den inneren Fußrand des hinteren Beins aktiv gehoben.

Wann ist Vorsicht geboten?

- *Bei akuten Ischias- oder Rückenbeschwerden.*
- *Bei akuten Entzündungen in den Knien oder Hüftgelenken.*
- *Bei instabilen Knöcheln (nach Umknicken).*
- *Bei Leistenbrüchen.*

Ergänzende Haltungen

Vorbereitend:
PSOASDEHNUNG
→ *Karte* 19
KRAFTVOLLE HALTUNG
→ *Karte* 47

Zum Ausgleich:
HUND, GESICHT UNTEN
→ *Karte* 37

DER HELD I VIRABHADRASANA I

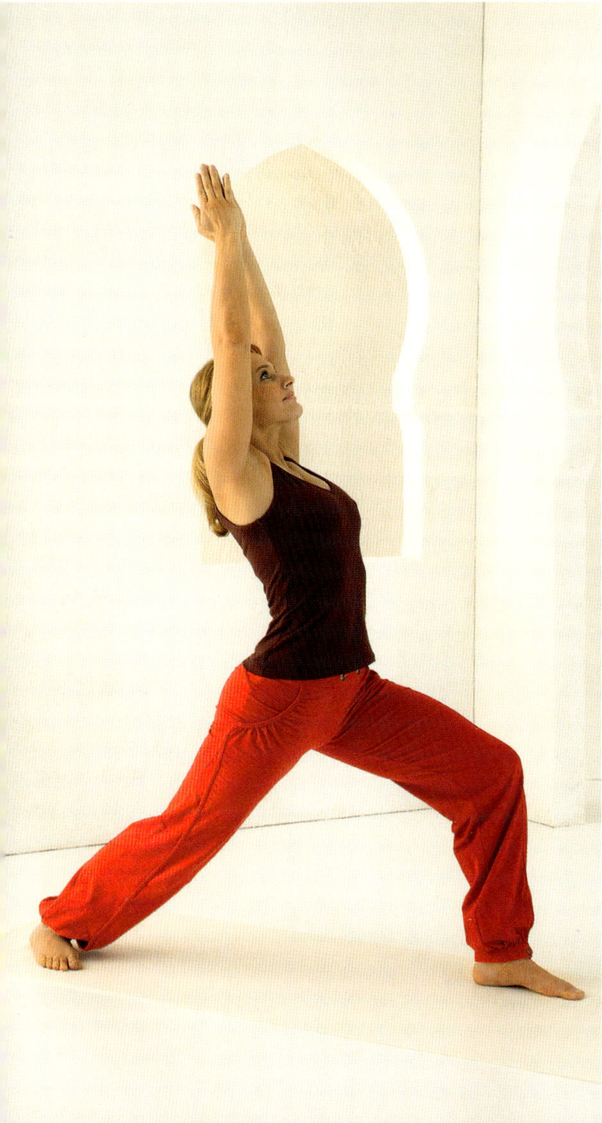

- Im hüftgelenkbreiten Stand stellen Sie den rechten Fuß einen weiten Schritt nach hinten. Drehen Sie den Fuß um etwa 10° auswärts. Schmiegen Sie ihn mit der Außenkante fest an den Boden.
- Strecken Sie das Bein, und schieben Sie Ihre rechte Hüfte so weit nach vorn – und die linke nach hinten –, bis sich beide Hüften auf einer Höhe befinden.
- Lassen Sie Ihr Becken nach vorn und unten sinken. Beugen Sie das linke Bein so weit, dass der Unterschenkel senkrecht steht und Ihr linkes Knie etwas nach außen weist.
- Heben Sie die Arme, und legen Sie eventuell die Handflächen aneinander. Schauen Sie so weit nach oben, wie Ihr Nacken es mag.
- Verweilen Sie so, und atmen Sie tief ein und aus. Spüren Sie die Stabilität Ihrer Beine, und geben Sie Ihrem Herzen Raum und Weite. Entspannen Sie sich tief in den Herzraum hinein.
- Um die Haltung zu verlassen, kommen Sie in den aufrechten Stand und wechseln dann die Seiten.

Wirkung

- *Vitalisiert und kräftigt den ganzen Körper.*
- *Kräftigt die rumpfaufrichtende Muskulatur.*
- *Dehnt und kräftigt intensiv die Muskulatur der Beine.*

VARIANTE: HELD I MIT RÜCKBEUGE

VIRABHADRASANA-I-VARIANTE

- Kommen Sie in die Standhaltung, wie auf der Rückseite beschrieben.
- Lassen Sie den hinteren Arm sinken, und legen Sie die Hand auf die Rückseite des rechten Oberschenkels.
- Heben Sie den linken Arm in die Senkrechte, und drehen Sie die Handflächen nach hinten.
- Drehen Sie den Kopf so weit, wie es Ihnen im Nacken angenehm ist, und schauen Sie zu Ihrer oberen Hand.
- Verweilen Sie so einige Atemzüge, und wiederholen Sie die Haltung dann zur anderen Seite ausgerichtet.

Tipps zum Üben

- Benutzen Sie eine rutschfeste Matte.
- Überprüfen Sie immer wieder, ob sich der hintere Arm in einer Linie mit dem vorderen befindet.
- Lassen Sie die Schultern von der Mitte des Brustkorbs aus entspannt in die Weite streben.

Wann ist Vorsicht geboten?

- *Bei Überdehnung der Bänder an den Außenseiten der Knöchel.*
- *Bei akuten Entzündungen oder Schmerzen in den Schultern.*
- *Bei akuten Entzündungen in den Knien oder Hüftgelenken.*
- *Bei Leistenbrüchen.*
- *Bei akuten Ischiasbeschwerden.*
- *Bei akuten Rückenbeschwerden.*

Ergänzende Haltungen

Vorbereitend:
PSOASDEHNUNG
→ *Karte* 19
FLANKENDEHNUNG
→ *Karte* 50

Zum Ausgleich:
HUND, GESICHT UNTEN
→ *Karte* 37

DER HELD II / BOGENSCHÜTZE VIRABHADRASANA II

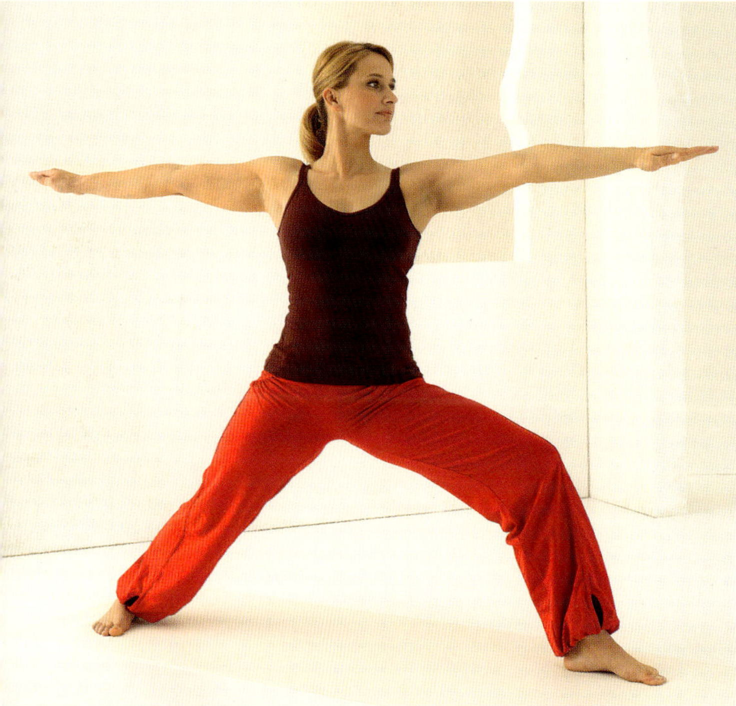

- Beugen Sie das linke Bein, bis der Oberschenkel parallel zum Boden ist. Halten Sie das linke Knie direkt über dem Fußrücken.

- Kommen Sie in eine weite Grätsche: je nach Körpergröße 1,20 bis 1,50 m Abstand zwischen den Füßen.
- Drehen Sie den linken Fuß um etwa 90° nach außen und den rechten um etwa 45° nach innen. Schmiegen Sie die Außenkante des rechten Fußes fest an den Boden, und strecken Sie die Außenseite des rechten Beins, ohne das Knie zu überdehnen.
- Legen Sie beide Hände mit den Fingerspitzen vor der Brust aneinander. Breiten Sie dann die Arme in Schulterhöhe aus, und dehnen Sie sie über die Fingerspitzen. Schauen Sie über die linke Hand hinaus weit in den Raum.
- Verweilen Sie mehrere ruhige, tiefe Atemzüge in der Haltung, bevor Sie sie zur anderen Seite wiederholen.

Wirkung

- *Dehnt und entspannt den unteren Rücken.*
- *Dehnt verkürzte Brustmuskeln und verbessert die Haltung.*
- *Dehnt intensiv die Rückseite der Beine.*
- *Kräftigt die Muskulatur des jeweils vorderen Beins.*
- *Kräftigt die Fußmuskulatur.*

Tipps zum Üben

- Üben Sie barfuß auf einer rutschfesten Matte.
- Machen Sie den Schritt nur so weit, dass die Ferse des hinteren Fußes noch am Boden bleibt.
- Halten Sie Ihre Schultern auch in der Vorbeuge nach hinten und unten ausgerichtet.

VARIANTE MIT ANGEBEUGTEM BEIN UND GEHOBENEN ARMEN

- Kommen Sie – wie umseitig beschrieben – in den Ausstellschritt, und heben Sie die Arme hoch.
- Neigen Sie den Rumpf mit möglichst geradem Rücken vor. Führen Sie zugleich die Arme nach unten, und stellen Sie die Hände neben dem rechten Fuß auf. Beugen Sie das rechte Bein etwas an, ohne dass das Knie seitlich ausweicht, und dehnen Sie sich über den Außenknöchel des linken Beins bodenwärts.
- Verweilen Sie so, ruhig atmend, ohne das Becken zurückzudrehen oder die linke Ferse vom Boden zu lösen. Wiederholen Sie die Haltung über das andere Bein gebeugt.

Wann ist Vorsicht geboten?

- *Bei akuten Schmerzen im Schultergürtel oder unteren Rücken.*
- *Bei einer Ischiasreizung.*
- *Nach einer Überdehnung der Bänder der Außenknöchel (zum Beispiel durch Umknicken).*

Ergänzende Haltungen

Vorbereitend:
DEHNEN DER FLANKE
→ *Variante links*
HALBER KUHKOPF
→ *Karte* 18

Zum Ausgleich:
KAMEL-VARIANTE
→ *Karte* 32
BRETT
→ *Karte* 36

DIE FLANKENDEHNUNG PARSHVOTTANASANA

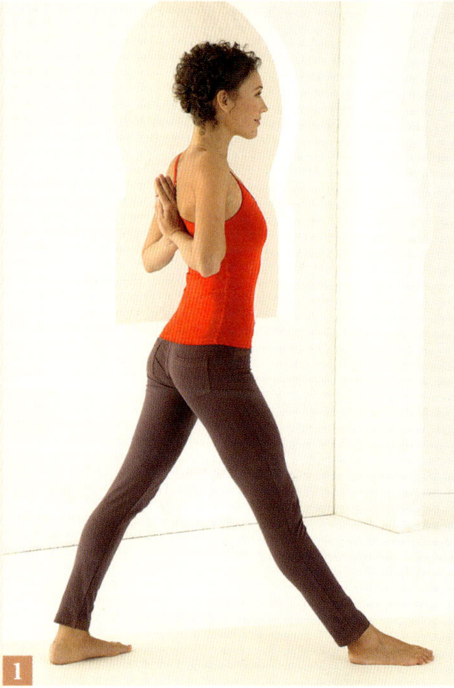

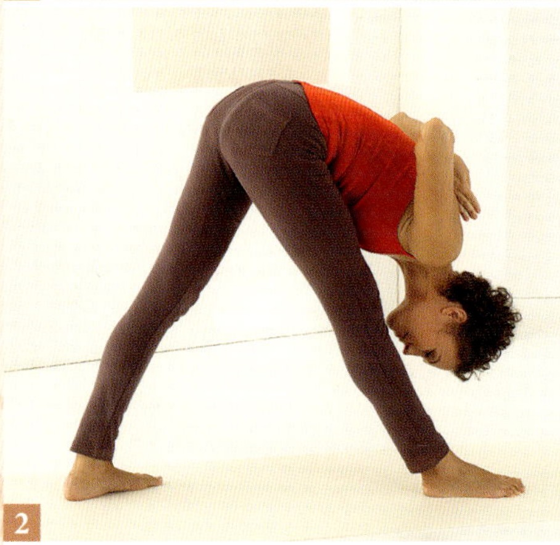

- Kommen Sie in den aufrechten Stand (Karte 25). Drehen Sie den linken Fuß um etwa 45° nach außen. Machen Sie mit dem rechten Fuß einen Schritt von 1 bis 1,25 m nach vorn.
- Achten Sie darauf, dass die Füße hüftgelenkbreit stehen. Schieben Sie die linke Hüfte nach vorn und die rechte Hüfte nach hinten, damit das Becken gerade nach vorn ausgerichtet ist.
- Legen Sie beide Handflächen im Rücken aneinander, sodass die Fingerspitzen nach oben weisen. [1] Umfassen Sie alternativ mit den Händen im Rücken die Ellenbogen.
- Beugen Sie sich mit langem, geradem Rücken und Nacken über das vordere Bein, ohne dieses anzubeugen. [2]
- Dehnen Sie sich intensiv über den Außenknöchel des hinteren Beins bodenwärts. Verweilen Sie so, ruhig und tief weiteratmend.
- Um die Haltung zu verlassen, richten Sie sich langsam und achtsam wieder auf. Wiederholen Sie die Haltung über das andere Bein gebeugt.

Wirkung

- *Stabilisiert und beruhigt den Geist.*
- *Stärkt Standkraft und Stabilität.*
- *Stärkt den Gleichgewichtssinn.*
- *Kräftigt die Muskulatur der Beine und der Füße.*

VARIANTE: FÜSSE ÜBER KREUZ

Wenn Sie Mühe haben, das Gleichgewicht zu halten, dann üben Sie folgende Variante:

- Drücken Sie mit der linken Ferse gegen oder in den Boden, und wachsen Sie aus der ganzen linken Seite heraus nach oben.
- Heben Sie den rechten Fuß. Drehen Sie ihn mit der Ferse nach links, und stellen Sie ihn auf den linken Fußrücken. Stützen Sie sich eventuell mit den Zehenspitzen am Boden ab.
- Legen Sie die Handflächen vor der Brust aneinander. Verweilen Sie so, ruhig und tief atmend. Wiederholen Sie diese Variante mit dem rechten Bein als Standbein.

Tipps zum Üben

- Üben Sie auf einer dünnen Matte oder auf dem Boden, am besten barfuß.
- Damit der Fuß nicht rutscht, drücken Sie mit ihm aktiv gegen den Oberschenkel und lassen diesen aktiv Gegendruck geben.
- Sie können die Handflächen auch vor der Brust aneinanderlegen.

Wann ist Vorsicht geboten?

- *Bei sehr niedrigem oder instabilem Blutdruck und Neigung zu Schwindelanfällen.*
- *Bei angeborenen oder degenerativen Hüftleiden, die nicht erlauben, das Bein weit zur Seite zu führen: Üben Sie die Variante.*

Ergänzende Haltungen

Vorbereitend:
AUFRECHTER STAND
→ Karte 25
KRAFTVOLLE HALTUNG
→ Karte 47

Zum Ausgleich:
VORBEUGE IM STAND
→ Karte 38
WECHSELATMUNG
→ Karte 73

DER BAUM VRIKSHASANA

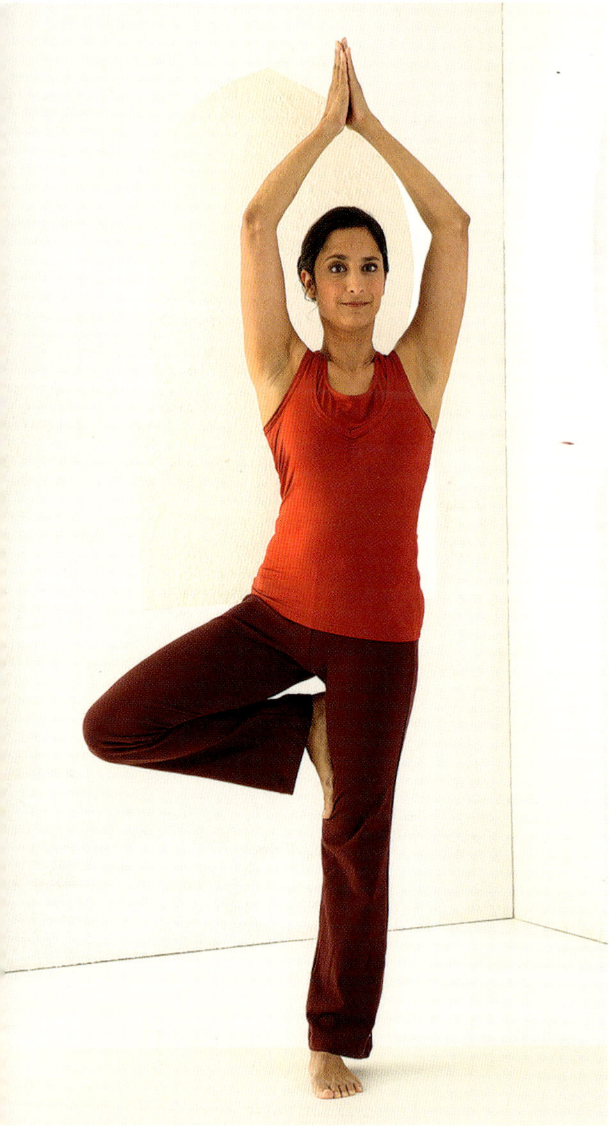

- Kommen Sie in den aufrechten Stand. Verlagern Sie das Gewicht auf das linke Bein.
- Drücken Sie mit der linken Ferse gegen oder in den Boden, und wachsen Sie aus der ganzen linken Seite heraus.
- Heben Sie das rechte Bein, und platzieren Sie mithilfe der Hände den rechten Fuß so hoch an der Innenseite des linken Beins, dass die Ferse zum Damm kommt.
- Richten Sie sich auf. Kontrahieren Sie die Muskeln des Beckenbodens.
- Heben Sie die Arme über die Seiten, und legen Sie die Handflächen über dem Kopf aneinander. Lassen Sie die Schultern entspannt nach unten und außen sinken.
- Fixieren Sie den Blick vor sich auf dem Boden oder auf der gegenüberliegenden Wand, und finden Sie Ihr Gleichgewicht. Verweilen Sie so, ruhig und tief atmend.
- Um die Haltung zu verlassen, stellen Sie den rechten Fuß zurück zum Boden und lassen die Arme sinken. Wiederholen Sie die Baumhaltung mit dem rechten Bein als Standbein.

Wirkung

- *Vitalisiert den ganzen Organismus.*
- *Regt die Flankenatmung an.*
- *Mobilisiert die Hüftgelenke.*
- *Kräftigt die Fuß- und Beinmuskulatur.*

VARIANTE: DAS DREIECK DYNAMISCH

- Kommen Sie in die Ausgangsstandhaltung für das gestreckte Dreieck, wie umseitig beschrieben.
- Atmen Sie aus. Richten Sie sich einatmend wieder auf. Halten Sie die Arme in der Waagerechten.
- Drehen Sie den rechten Fuß um 90° nach außen und den linken um etwa 30° einwärts. Kommen Sie in die Dreieckshaltung nach rechts.
- Wechseln Sie so im Rhythmus Ihres Atems von einer Seite zur anderen: zum Beispiel ausatmend in das Dreieck, einatmen, aufrichten und Fußstellung wechseln.

Tipps zum Üben

- Üben Sie barfuß auf einer rutschfesten Matte.
- Achten Sie darauf, dass Sie das vordere gestreckte Bein nicht überstrecken (»Säbelbein«).
- Achten Sie darauf, dass der hintere Fuß immer um etwa 30° eingedreht bleibt, und schmiegen Sie die Außenkante der Ferse fest gegen den Boden.

Wann ist Vorsicht geboten?

- *Bei stark degenerativen Problemen der Hüftgelenke, Hüftgelenkdysplasien (Coxa vara, Coxa valga).*
- *Bei einer Ischiasreizung.*
- *Bei akuten Rückenschmerzen (Hexenschuss, Bandscheibenprobleme).*

Ergänzende Haltungen

Vorbereitend:
SEITSTÜTZ-VARIANTE
→ *Karte* 58
FLANKENDEHNUNG
→ *Karte* 50

Zum Ausgleich:
HUND, GESICHT UNTEN
→ *Karte* 37

DAS GESTRECKTE DREIECK UTTHITA TRIKONASANA

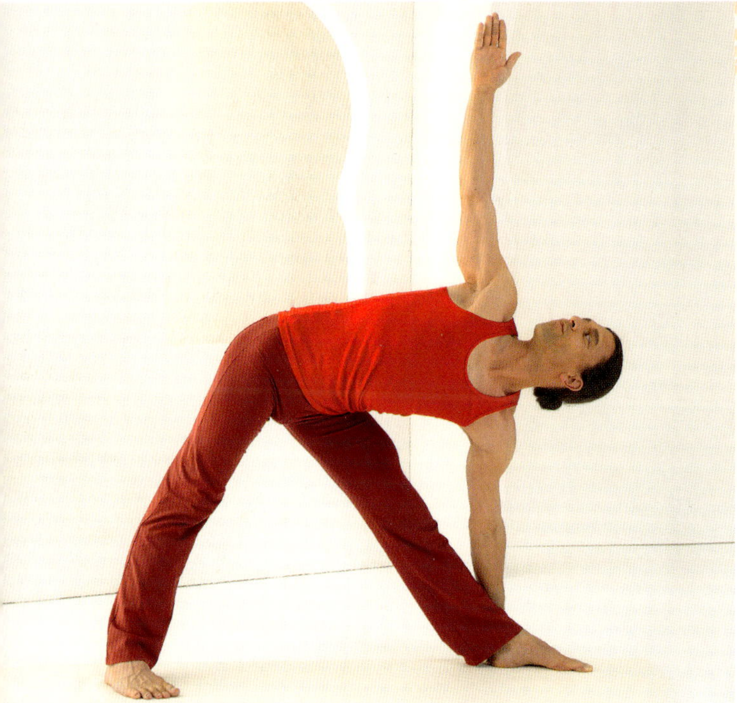

- Breiten Sie beide Arme in Schulterhöhe aus.
- Neigen Sie sich über das gestreckte linke Bein, und bleiben Sie dabei auch in der linken Flanke gedehnt.

- Stellen Sie sich in eine Grätsche von etwa 1,20 m. Drehen Sie den linken Fuß um 90° auswärts und den rechten um etwa 30° einwärts.
- Richten Sie Ihr Becken so aus, dass es gerade nach vorn weist. Lassen Sie dann die linke Hüfte auf einer sichelförmigen Linie nach rechts unten sinken, während die rechte Hüfte hochkommt.
- Umfassen Sie den linken Knöchel, oder legen Sie Ihren Handrücken an die Innenseite des Unterschenkels. Drehen Sie das Brustbein nach oben, und schauen Sie so weit zu Ihrer rechten Hand, dass Ihr Nacken sich noch wohlfühlt.
- Verweilen Sie so, ruhig und tief atmend. Wiederholen Sie die Haltung über das rechte Bein geneigt.

Wirkung

- *Vitalisiert den ganzen Organismus.*
- *Verstärkt die Atemkraft*
- *Regt die Flankenatmung an.*
- *Mobilisiert die Hüftgelenke.*
- *Kräftigt die Fuß- und Beinmuskulatur.*
- *Regt die Verdauung an.*

VARIANTE MIT YOGABLOCK

- Wenn Sie mit der rechten Hand noch nicht zum Boden kommen, können Sie auch einen aufrecht gestellten Yogablock zu Hilfe nehmen, um das Asana zum Boden hin zu stabilisieren. Oder Sie können mit dem jeweils unteren Arm kraftvoll gegen die Innenseite des vorderen Beins drücken, ohne dass die Hand den Boden berührt.
- Wenn Sie sich noch nicht so gut im Brustkorb drehen können, stellen Sie die Beine hüft- bis beckenbreit. Das erleichtert die Drehung.

Tipps zum Üben

- Achten Sie darauf, sich vor allem aus der Brustwirbelsäule und dem Brustkorb heraus zu drehen, selbst wenn Ihre Drehung dadurch nicht so weit geht. Vermeiden Sie unbedingt, die Drehung aus den Schultergelenken heraus einzuleiten, da Sie Ihre Schultergelenke damit zerren könnten!

Wann ist Vorsicht geboten?

- *Bei stark degenerativen Problemen der Hüftgelenke, Hüftgelenkdysplasien (Coxa vara, Coxa valga).*
- *Bei einer Ischiasreizung.*
- *Bei akuten Rückenschmerzen (Hexenschuss, Bandscheibenprobleme).*

Ergänzende Haltungen

Vorbereitend:
GEDREHTE DEHNUNG
→ *Karte* 13
GESTRECKTES DREIECK
→ *Karte* 52
GEDREHTE FLANKENDEHNUNG
→ *Karte* 55

Zum Ausgleich:
HUND, GESICHT UNTEN
→ *Karte* 37

DAS GEDREHTE DREIECK PARIVRITTA TRIKONASANA

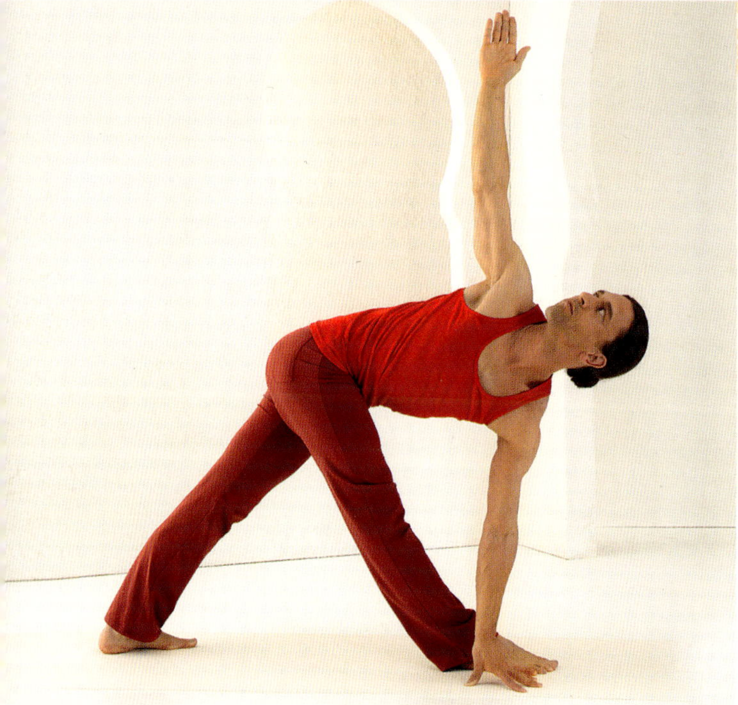

- Stellen Sie sich in eine Grätsche von etwa 1,20 m. Drehen Sie den linken Fuß um 90° auswärts und den rechten um etwa 30° einwärts.
- Richten Sie Ihr Becken so aus, dass es gerade nach vorn weist.
- Breiten Sie die Arme seitlich in Schulterhöhe aus. Drehen Sie den Rumpf nach rechts.
- Beugen Sie langsam den Rumpf, bis er sich parallel zum Boden befindet. Legen Sie die linke Hand an die Außenseite des rechten Unterschenkels oder Knöchels, oder stellen Sie sie am Boden auf.
- Drehen Sie Ihr Brustbein behutsam nach oben, und halten Sie den rechten Arm direkt über dem linken. Schauen Sie nach oben.
- Verweilen Sie so, tief und ruhig atmend. Wiederholen Sie die Haltung zur anderen Seite.

Wirkung

- *Vitalisiert und kräftigt den ganzen Körper.*
- *Fördert die Flankenatmung.*
- *Dehnt und kräftigt die Muskeln der Beine.*

VARIANTE: VORÜBUNG ZUR FLANKENDEHNUNG

- Kommen Sie in die Standhaltung, wie auf der Rückseite beschrieben.
- Neigen Sie den Rumpf nach rechts, und legen Sie den rechten Unterarm auf dem Oberschenkel ab. Drehen Sie den Unterarm so, dass die Handfläche nach oben weist.
- Führen Sie den linken Arm in einem weiten Bogen bis in die Verlängerung der Linie »linker Außenknöchel, linker Handrücken«.
- Atmen Sie eine Weile ruhig und tief in dieser Haltung, bevor Sie die Seiten wechseln und die Übung zur anderen Seite gedreht wiederholen.

Tipps zum Üben

- Benutzen Sie eine rutschfeste Matte.
- Wenn Sie mit der Hand nicht ganz bis zum Boden kommen, stützen Sie sich auf einen Holzklotz, ein hohes Sitzkissen oder Ähnliches.
- Wenn Ihnen die Dehnung insgesamt noch etwas zu intensiv ist, wählen Sie die Vorübung.

Wann ist Vorsicht geboten?

- *Bei Überdehnung der Bänder an den Außenseiten der Knöchel.*
- *Bei akuten Entzündungen in den Knien oder Hüftgelenken.*
- *Bei Leistenbrüchen.*
- *Bei akuten Ischiasbeschwerden.*
- *Bei akuten Schulter- und Rückenbeschwerden.*

Ergänzende Haltungen

Vorbereitend:
FLANKENDEHNUNG
→ *Karte* 50
GESTRECKTES DREIECK
→ *Karte* 52

Zum Ausgleich:
HUND, GESICHT UNTEN
→ *Karte* 37

GESTRECKTE FLANKENDEHNUNG UTTHITA PARSHVA KONASANA

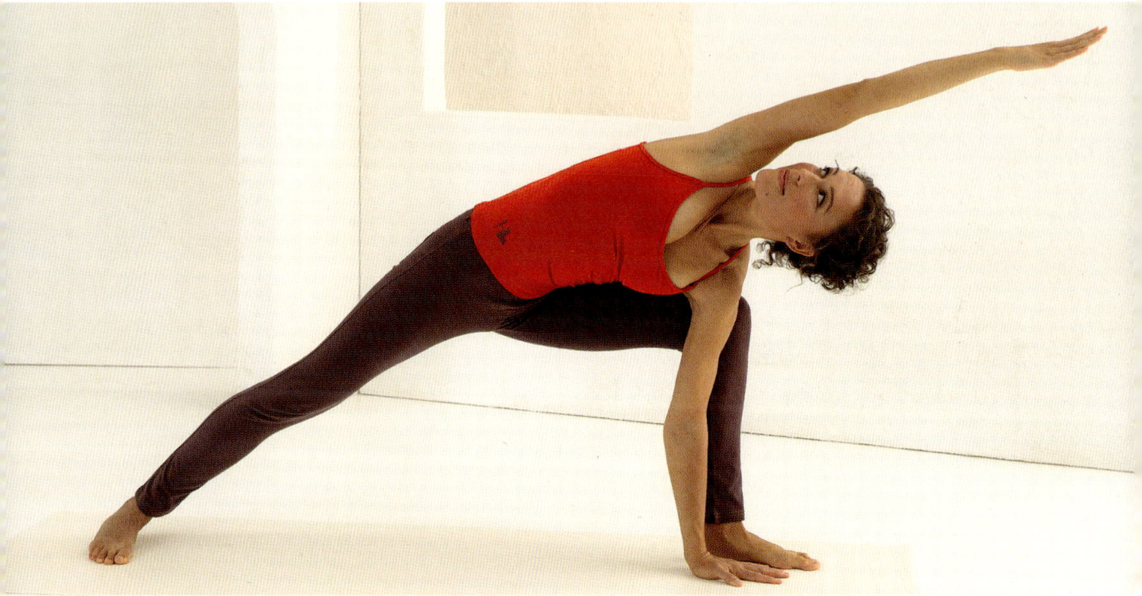

- Kommen Sie in eine weite Grätsche: je nach Körpergröße 1,20 bis 1,50 m Abstand zwischen den Füßen.
- Drehen Sie den linken Fuß um 90° nach außen und den rechten um etwa 45° nach innen. Schmiegen Sie die Außenkante des rechten Fußes fest an den Boden, und strecken Sie die Außenseite des ganzen rechten Beins.
- Beugen Sie das linke Bein, bis sich der Oberschenkel parallel zum Boden befindet. Halten Sie das linke Knie direkt über dem Fußrücken.
- Neigen Sie den Rumpf nach links, und stellen Sie die linke Hand an die Innenseite des linken Fußes.
- Führen Sie den rechten Arm nach oben in eine Linie mit dem Rumpf, und dehnen Sie sich weit über die gesamte rechte Seite.
- Verweilen Sie so während einiger ruhiger, tiefer Atemzüge. Um die Haltung zu verlassen, strecken Sie das linke Bein und richten sich behutsam auf. Wiederholen Sie die Haltung dann über das rechte Bein geneigt.

Wirkung

- *Vitalisiert und kräftigt den ganzen Körper.*
- *Fördert die Flankenatmung.*
- *Dehnt und kräftigt die Muskeln der Beine.*

Tipps zum Üben

- Benutzen Sie eine rutschfeste Matte.
- Achten Sie darauf, sich vor allem aus der Brustwirbelsäule und dem Brustkorb heraus zu drehen, selbst wenn Ihre Drehung dadurch nicht so weit geht. Vermeiden Sie unbedingt, die Drehung aus den Schultergelenken heraus einzuleiten, da Sie Ihre Schultergelenke damit zerren könnten!

VARIANTE: VORÜBUNG

- Kommen Sie in die Standhaltung, wie umseitig beschrieben.
- Beugen Sie sich nach rechts, und ziehen Sie mit der Kraft des rechten Arms Ihren Rumpf achtsam in die Drehung.
- Legen Sie Ihren linken Ellenbogen an die Außenseite des rechten Knies. Legen Sie dann beide Handflächen vor der Brust aneinander, und drehen Sie Ihr Brustbein so weit wie möglich in Richtung Daumen.
- Drehen Sie den Kopf etwas, und heben Sie den Blick. Atmen Sie eine Weile ruhig und tief in dieser Haltung, bevor Sie die Seiten wechseln und zur anderen Seite gedreht die Übung wiederholen.

Wann ist Vorsicht geboten?

- *Bei Überdehnung der Bänder an den Außenseiten der Knöchel.*
- *Bei akuten Entzündungen in den Knien oder Hüftgelenken.*
- *Bei Leistenbrüchen.*
- *Bei akuten Ischiasbeschwerden.*
- *Bei akuten Rückenbeschwerden.*

Ergänzende Haltungen

Vorbereitend:
SICH ZUR SEITE ÖFFNEN
→ *Karte* 14
DREHSITZ
→ *Karte* 63

Zum Ausgleich:
HUND, GESICHT UNTEN
→ *Karte* 37

GEDREHTE FLANKENDEHNUNG PARIVRITTA PARSHVA KONASANA

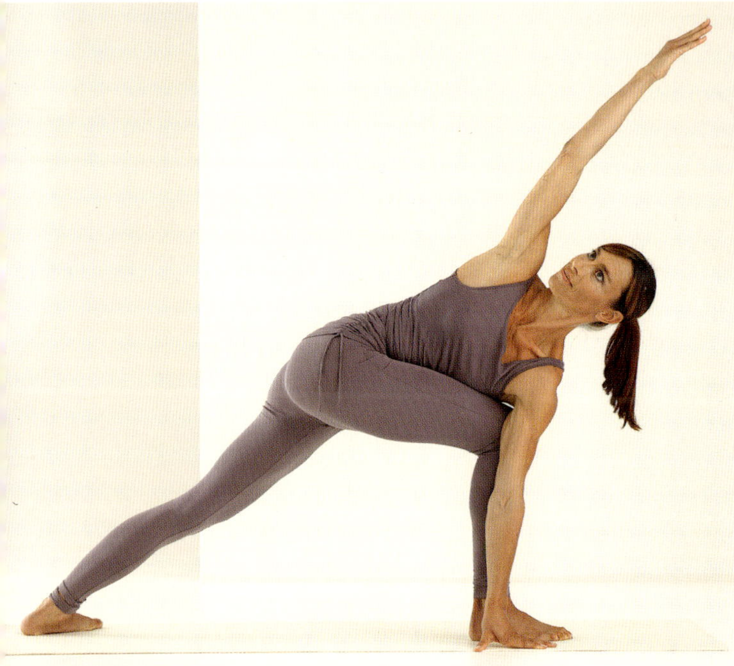

- Kommen Sie in eine weite Grätsche: je nach Körpergröße 1,20 bis 1,50 m Abstand zwischen den Füßen.
- Drehen Sie den rechten Fuß um 90° nach außen und den linken um etwa 45° nach innen. Schmiegen Sie die Außenkante des linken Fußes fest an den Boden, und strecken Sie die Außenseite des ganzen linken Beins.
- Beugen Sie das rechte Bein, bis sich der Oberschenkel parallel zum Boden befindet. Halten Sie das rechte Knie direkt über dem Fußrücken.
- Breiten Sie beide Arme seitlich aus. Drehen Sie den Rumpf nach rechts.
- Beugen Sie sich mit geradem Rücken vor, und bringen Sie Ihren linken Arm an die Außenseite des rechten Beins. Drücken Sie mit dem Arm gegen das Bein, um den Rumpf noch etwas mehr zu drehen.
- Heben Sie den rechten Arm in Verlängerung des Körpers. Atmen Sie eine Weile ruhig und tief in dieser Haltung, bevor Sie die Übung zur anderen Seite gedreht wiederholen.

Wirkung

- *Vitalisiert den ganzen Körper.*
- *Regt Atem und Kreislauf an.*
- *Kräftigt die Muskulatur der Beine.*
- *Kräftigt die Muskulatur an der Rückseite des Körpers.*
- *Verbessert den Gleichgewichtssinn.*
- *Stabilisiert und beruhigt den Geist.*

VARIANTE: BEWEGUNGSABLAUF

Verwandeln Sie die Standwaage in einen Bewegungsablauf.

- Heben Sie einatmend im Stand die Arme über vorn nach oben, und verlagern Sie das Gewicht auf Ihr Standbein.
- Kommen Sie ausatmend in die Standwaage und einatmend zurück in den Stand. Senken Sie ausatmend die Arme über vorn oder die Seiten.
- Fahren Sie damit in Ihrem Atemrhythmus fort, und wechseln Sie jedes Mal das Standbein.

Tipps zum Üben

- Üben Sie auf einer dünnen Matte oder direkt auf dem Boden, am besten barfuß.
- Achten Sie darauf, dass Rücken und Bein ganz gestreckt und lang bleiben, selbst wenn Sie sich dann nicht so weit vorneigen können.
- Überprüfen Sie Ihre Haltung im Spiegel (die Eigenwahrnehmung ist nämlich mitunter recht trügerisch!).

Wann ist Vorsicht geboten?

- *Bei einer akuten Ischiasreizung.*
- *Bei akuten Problemen in den Hüftgelenken.*
- *Bei sehr niedrigem Blutdruck und Neigung zu Schwindel.*

Ergänzende Haltungen

Vorbereitend:
KRAFTVOLLE HALTUNG
→ *Karte* 47
BAUM
→ *Karte* 51

Zum Ausgleich:
VORBEUGE IM STAND
→ *Karte* 38

DIE STANDWAAGE UTTHITA SATYESHIKASANA

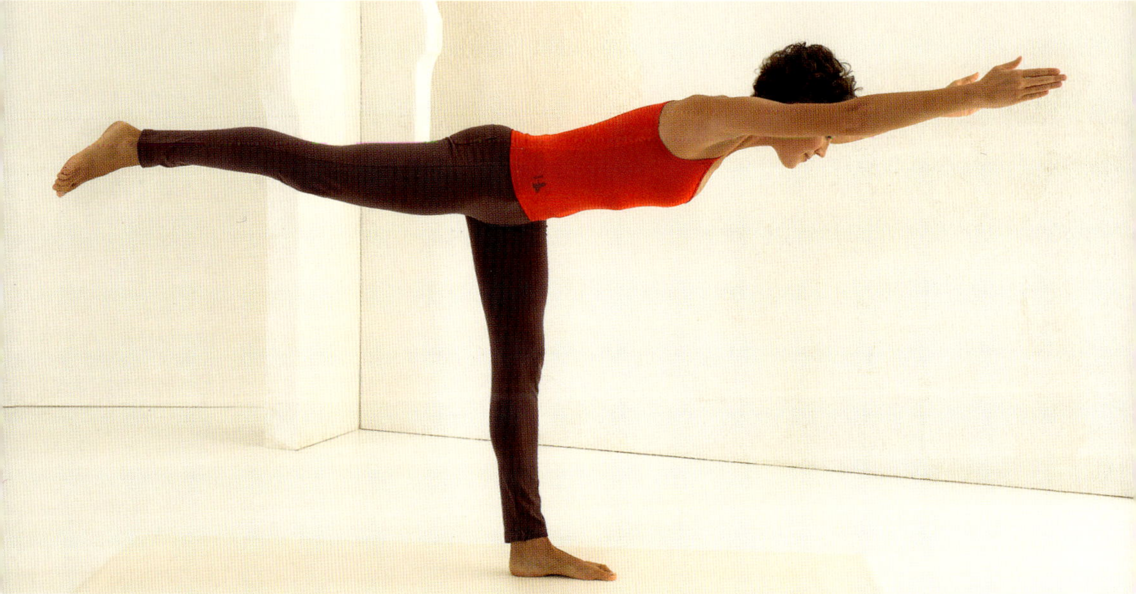

- Kommen Sie in den aufrechten Stand, und stellen Sie die Füße parallel zueinander.
- Verlagern Sie das Gewicht auf das linke Bein. Drücken Sie kräftig mit der Ferse gegen den Boden, um aus der ganzen linken Seite heraus zu wachsen. Heben Sie die Arme.
- Neigen Sie den Rumpf (wie ein Brett) nach vorn. Heben Sie das gedehnte rechte Bein im gleichen Maß nach hinten, wie Sie den Rumpf nach vorn absenken.
- Dehnen Sie sich in der Waagerechten – oder in der Schrägen – weit über die Ferse und die Fingerspitzen. Achten Sie darauf, dass beide Hüften in einer Höhe bleiben. Blicken Sie gerade nach unten.
- Verweilen Sie so, ruhig und tief atmend. Um die Haltung zu verlassen, senken Sie das rechte Bein und richten sich gleichzeitig auf. Lassen Sie ausatmend die Arme sinken. Wiederholen Sie die Haltung mit dem rechten Bein als Standbein.

Wirkung

- *Vitalisiert den ganzen Körper.*
- *Regt Atem und Kreislauf an.*
- *Kräftigt die Muskulatur der Beine.*
- *Verbessert den Gleichgewichtssinn.*
- *Stabilisiert und beruhigt den Geist.*

VARIANTE: GEDREHTER HALBMOND

- Kommen Sie – wie umseitig beschrieben – in die Standwaage auf dem linken Bein.
- Drehen Sie den Rumpf und das gerade ausgestreckte Bein nach links. Stellen Sie die Fingerkuppen der linken Hand außen neben dem linken Fuß auf.
- Kommen Sie so weit wie möglich in die Drehung, und heben Sie den rechten Arm in die Senkrechte. Blicken Sie so weit, wie es Ihr Nacken erlaubt, nach oben.
- Verweilen Sie so, ruhig und tief atmend. Wiederholen Sie die Haltung mit dem rechten Bein als Standbein.

Tipps zum Üben

- Üben Sie auf einer dünnen Matte oder direkt auf dem Boden, am besten barfuß.
- Wenn Sie nicht mit der Hand zum Boden hinunterkommen, benutzen Sie einen aufgestellten Yogablock oder einen Stuhl.

Wann ist Vorsicht geboten?

- *Bei akuten Rückenproblemen.*
- *Bei akuten und chronischen Problemen in den Hüftgelenken.*

Ergänzende Haltungen

Vorbereitend:
STANDWAAGE
→ *Karte* 56
GESTRECKTE FLANKENDEHNUNG
→ *Karte* 54

Zum Ausgleich:
VORBEUGE IM STAND
→ *Karte* 38

DER HALBMOND ARDHA CANDRASANA

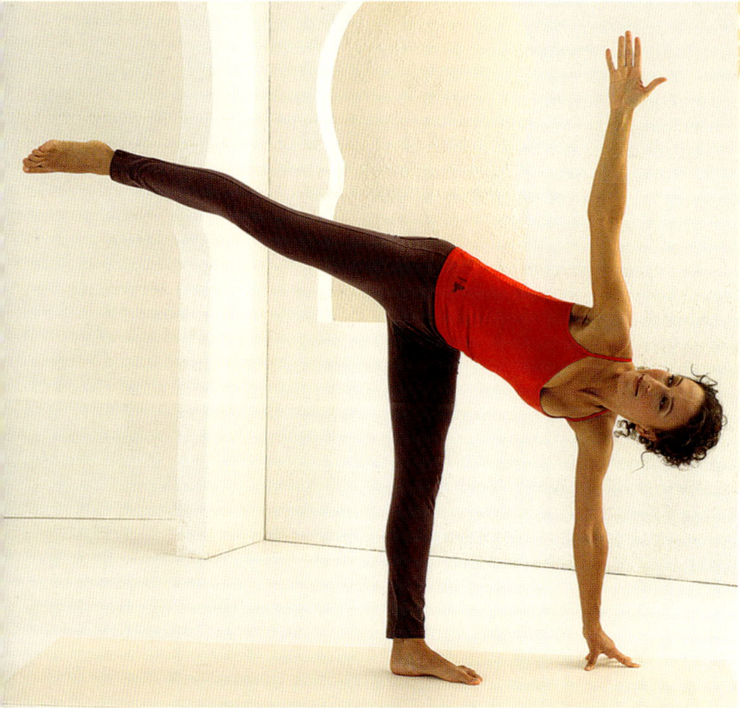

- Kommen Sie in den aufrechten Stand, die Füße parallel zueinander.
- Verlagern Sie das Gewicht auf das linke Bein. Drücken Sie kräftig mit der Ferse gegen den Boden, um aus der ganzen linken Seite heraus zu wachsen. Heben Sie die Arme.
- Neigen Sie den Rumpf (wie ein Brett) nach vorn. Heben Sie das gedehnte rechte Bein im gleichen Maß nach hinten, wie Sie den Rumpf nach vorn absenken.
- Drehen Sie den Rumpf und das gerade ausgestreckte Bein nach rechts. Stellen Sie die Fingerkuppen der linken Hand unter dem Schultergelenk auf. Bringen Sie Ihre rechte Hüfte so weit wie möglich über die linke Hüfte.
- Heben Sie den rechten Arm in die Senkrechte. Blicken Sie so weit, wie es Ihr Nacken erlaubt, nach oben.
- Verweilen Sie so, ruhig und tief atmend. Wiederholen Sie die Haltung mit dem rechten Bein als Standbein.

Wirkung

- *Vitalisiert und kräftigt den ganzen Körper.*
- *Stärkt allgemein Haltekraft und Gleichgewicht.*
- *Kräftigt vor allem die Muskulatur, welche die Schulterblätter stabilisiert.*
- *Kräftigt Beine und Arme.*
- *Kräftigt die tiefste Schicht der Bauchmuskulatur.*

VARIANTE AUF DEN UNTERARMEN

- Legen Sie sich auf die linke Seite, und stützen Sie sich auf den Unterarm.
- Beugen Sie die Beine in den Kniegelenken an. Richten Sie sich vom Kopf bis zu den Knien in einer Linie aus.
- Kontrahieren Sie die Muskeln des Beckenbodens, und drücken Sie sich kraftvoll vom Boden weg.
- Strecken Sie das rechte Bein in der Verlängerung des Körpers aus, und heben Sie den rechten Arm in die Senkrechte. Verweilen Sie so, ruhig atmend.

Tipps zum Üben

- Benutzen Sie eine rutschfeste Matte.
- Drücken Sie sich kraftvoll aus den Gelenken des Stützarms heraus.
- Haben Sie keine Angst um Ihre Handgelenke: Sie werden mit zunehmender Übung belastbarer!

Wann ist Vorsicht geboten?

- *Bei akuten Reizungen und Entzündungen der Arm- und Schultergelenke.*
- *Bei akuten Rücken-, Schulter- oder Nackenschmerzen.*
- *Bei Bluthochdruck (ruhig atmen!).*
- *Bei Nacken-Schulter-Syndrom und Schleudertrauma.*

Ergänzende Haltungen

Vorbereitend:
KRAFTHALTUNG IM VIERFÜSSLERSTAND
→ Karte 22
SEITSTÜTZ-VARIANTE
→ links

Zum Ausgleich:
HUND, GESICHT UNTEN
→ Karte 37
TOTENHALTUNG
→ Karte 76

DER SEITSTÜTZ VASISHTASANA

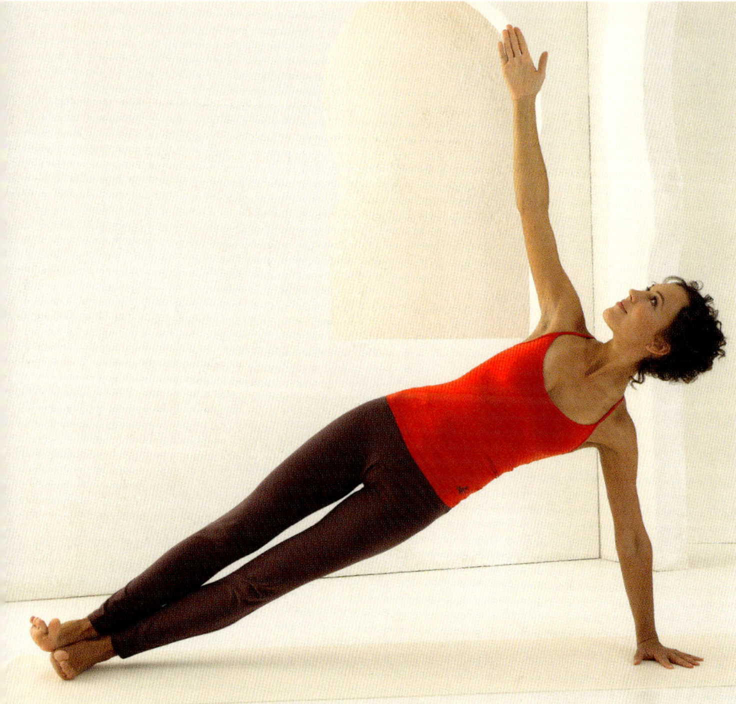

- Legen Sie sich auf die linke Seite. Richten Sie Ihren Körper von den Fersen bis zum Hinterkopf in einer Linie aus.
- Legen Sie die Füße übereinander, und ziehen Sie sie heran, sodass sie sich im rechten Winkel zu den Unterschenkeln befinden.
- Heben Sie den Oberkörper etwas an, und stellen Sie die linke Hand unter die Schulter.
- Kontrahieren Sie zuerst die Muskeln des Beckenbodens, und drücken Sie sich dann hoch in den Seitstütz.
- Achten Sie darauf, dass Ihr Stützarm senkrecht steht, und lassen Sie die Füße übereinander. Heben Sie den rechten Arm, und schauen Sie mit entspanntem Nacken nach oben.
- Verweilen Sie so, ruhig und tief atmend. Um die Haltung zu verlassen, drehen Sie sich in die Plankenhaltung (Karte 35) und gehen in den Hund (Karte 37). Üben Sie den Seitstütz dann auf dem rechten Arm.

Tipps zum Üben

- Üben Sie auf einer festen Unterlage.
- Forcieren Sie nichts, da in dieser Haltung tiefe Muskeln in Schultern und Becken intensiv gedehnt werden.

Wirkung

- *Regt den ganzen Organismus an.*
- *Stärkt die Muskeln der Füße und der Beine.*
- *Dehnt die Muskeln der Schultern und die tiefe Beckenmuskulatur.*
- *Fördert den Gleichgewichtssinn und die Konzentration.*

Wann ist Vorsicht geboten?

- *Bei akuten und degenerativen Schulterproblemen.*
- *Bei instabilen Fußgelenken und bei Knieproblemen.*
- *Bei (Dreh-)Schwindel.*

VARIANTE: VORÜBUNGEN

- Wenn Sie Ihre Arme noch nicht vollständig verschränken können, dann legen Sie die Fingerspitzen der linken Hand an den rechten Daumenballen. Verweilen Sie etwas länger in der Haltung, und dehnen Sie Ihre Unterarme weit nach vorn.
- Wenn Sie Ihre Beine nicht vollständig umeinanderschlingen können, gehen Sie so weit, wie es Ihnen aktuell möglich ist. Drücken Sie beide Beine gegeneinander, damit das Bein, das um das Standbein geschlungen wird, nicht abrutscht.

Ergänzende Haltungen

Vorbereitend:
KRAFTVOLLE HALTUNG
→ *Karte* 47
SHIVAS TANZHALTUNG
→ *Karte* 60

Zum Ausgleich:
VORBEUGE IM STAND
→ *Karte* 38

GARUDAS HALTUNG GARUDASANA

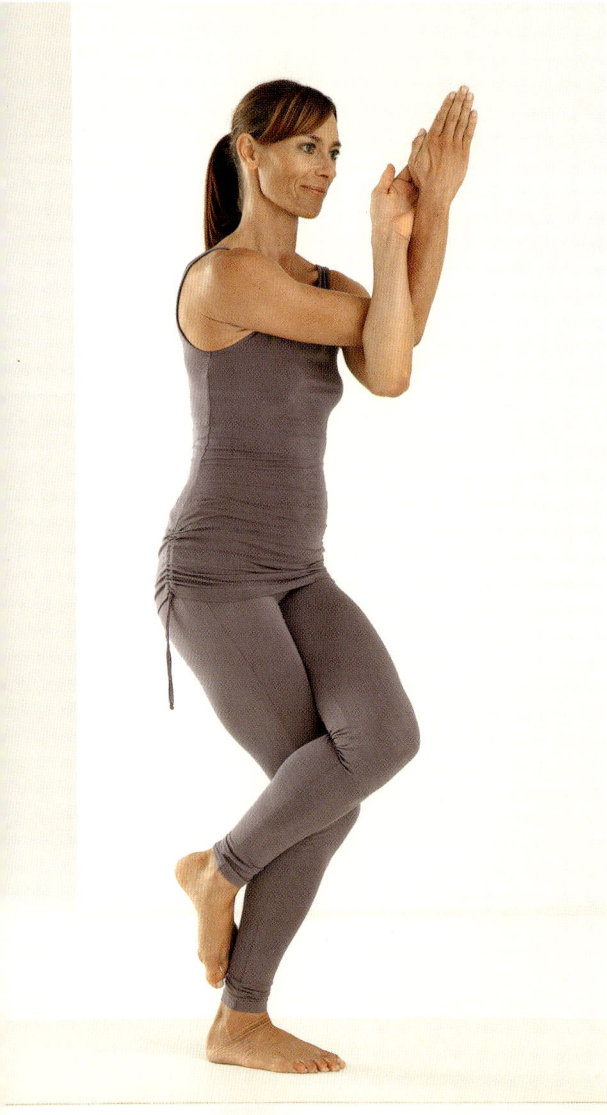

- Kommen Sie in die Standhaltung. Geben Sie Ihr Gewicht auf das rechte Bein, und beugen Sie es leicht an.
- Schwingen Sie Ihr linkes Bein über vorn um das rechte herum, und verschränken Sie Ihren linken Fuß hinter Ihrer rechten Wade.
- Strecken Sie Ihren linken Arm nach rechts vorn aus. Legen Sie Ihren rechten Arm darüber, sodass er nach links vorn weist und der Ellenbogen sich etwas vor dem linken Arm befindet.
- Heben Sie beide Unterarme, und verschränken Sie sie umeinander. Legen Sie Ihre linke Hand von innen an die rechte Handfläche. Strecken Sie beide Unterarme nach vorn.
- Verweilen Sie so im Gleichgewicht, und atmen Sie ruhig und tief weiter. Um die Haltung zu verlassen, stellen Sie Ihren linken Fuß zurück zum Boden und lösen die Verschränkung der Arme.
- Wiederholen Sie diese Haltung mit dem linken Bein als Standbein und dem linken Arm oben liegend.

Wirkung

- *Regt den ganzen Organismus an.*
- *Stärkt die Muskeln der Füße und der Beine.*
- *Stärkt die rumpfaufrichtende Muskulatur.*
- *Fördert den Gleichgewichtssinn und die Konzentration.*

VORÜBUNG: BEIN VORN UND HINTEN IM WECHSEL

- Verlagern Sie im Stand das Gewicht auf das linke Bein. Heben Sie den rechten Fuß zum Gesäß. Kontrahieren Sie die Beckenbodenmuskeln.
- Umfassen Sie den Fußrücken mit der rechten Hand, und ziehen Sie den Fuß zum Gesäß. Richten Sie sich auf, und atmen Sie ein.
- Holen Sie das Bein nach vorn, umfassen Sie das Knie mit beiden Händen, und ziehen Sie das Bein zu sich heran. Beugen Sie Kopf und Oberkörper, und atmen Sie aus.
- Wiederholen Sie beide Haltungen wechselweise im Rhythmus Ihrer Atmung.

Tipps zum Üben

- Nehmen Sie eventuell einen Gurt zu Hilfe, um den hinteren Fuß zu halten.
- Üben Sie auf einer festen Unterlage.
- Achten Sie unbedingt darauf, das Standbein gerade zu halten, das Bein also weder angebeugt zu lassen noch zu überstrecken!

Wann ist Vorsicht geboten?

- *Bei instabilen Fußgelenken: Geben Sie sich mit einem Finger an der Wand oder an einem Möbel Halt.*
- *Bei (Dreh-)Schwindel.*

Ergänzende Haltungen

Vorbereitend:
AUFRECHTER STAND
→ *Karte* 25
KRAFTVOLLE HALTUNG
→ *Karte* 47
HELD I
→ *Karte* 48

Zum Ausgleich:
VORBEUGE IM STAND
→ *Karte* 38

SHIVAS TANZHALTUNG SHIVA NATARAJASANA

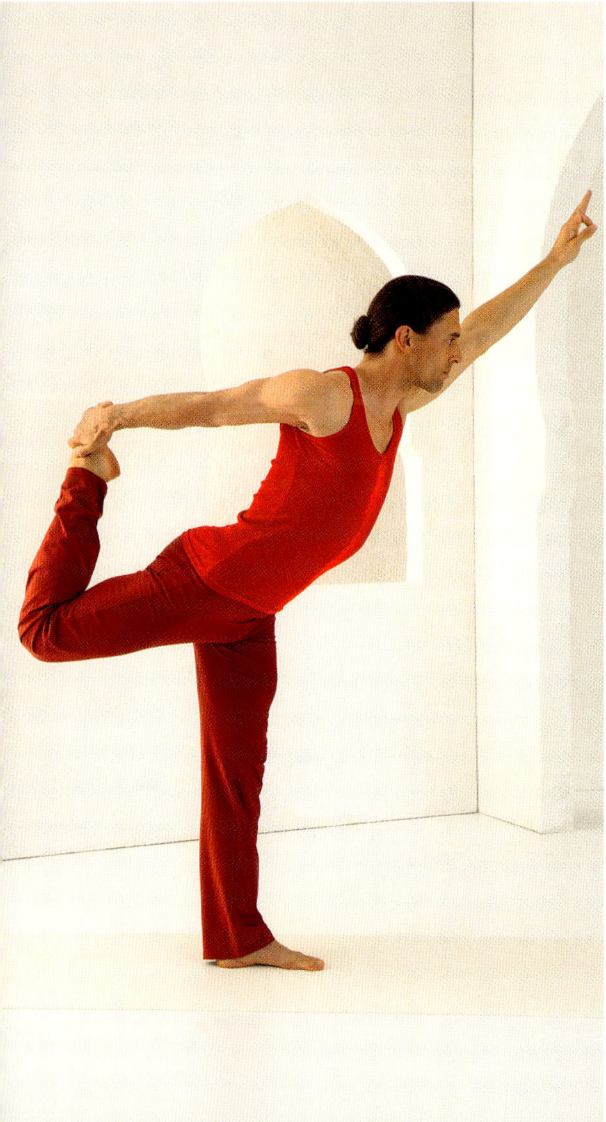

- Verlagern Sie im Stand das Gewicht auf das linke Bein.
- Heben Sie den rechten Fuß zum Gesäß. Kontrahieren Sie die Muskeln des Beckenbodens.
- Umfassen Sie den Fußrücken mit der rechten Hand, und streben Sie mit dem Fuß nach hinten und oben. Achten Sie darauf, dass beide Hüften immer auf einer Höhe bleiben, und halten Sie Ihren unteren Rücken entspannt.
- Heben Sie nun mit entspannter Schulter den gestreckten linken Arm so weit wie möglich nach oben.
- Verweilen Sie ruhig weiteratmend in dieser Haltung. Bewahren Sie das Gleichgewicht, indem Sie mit dem Blick einen Punkt fixieren.
- Wenn Sie zu ermüden beginnen, lassen Sie den rechten Fuß langsam zurück zum Boden sinken. Verweilen Sie einige Atemzüge im Stand, bevor Sie das Standbein wechseln und die Übung wiederholen.

Wirkung

- *Dehnt intensiv die gesamte Vorderseite, insbesondere des Brustkorbs.*
- *Mobilisiert Hüft- und Beckengelenke, beugt so Ischiasbeschwerden vor.*
- *Kräftigt die rumpfaufrichtenden Muskeln.*

VORBEREITUNG: HUND UND TAUBE IM WECHSEL

- Kommen Sie ausatmend in den Hund (Karte 37). Heben Sie einatmend Ihr linkes Bein nach hinten und oben.
- Führen Sie ausatmend Ihr linkes Knie nach vorn zwischen die Hände. Bewegen Sie den linken Fuß so weit wie möglich zur rechten Hand. Legen Sie den rechten Fußrücken auf, und schieben Sie das Bein nach hinten.
- Heben Sie einatmend den Brustkorb wie ein Täuberich. Neigen Sie ausatmend den Oberkörper wieder vor.
- Kommen Sie einatmend in den Hund, der das linke Bein hebt. Senken Sie ausatmend das linke Bein.
- Wiederholen Sie den Bewegungsablauf mit dem rechten Bein. Üben Sie im Rhythmus Ihres Atems, bis ein fließender Bewegungsablauf entsteht.

Tipps zum Üben

- Sollte Ihr Gesäß auf der Seite des nach hinten gestreckten Beins sehr weit oben in der Luft hängen, schieben Sie ein Kissen oder eine gefaltete Decke darunter, und versuchen Sie, mit dem Becken zu diesem unterstützenden Halt hinunterzusinken.

Wann ist Vorsicht geboten?

- *Bei Reizung oder Entzündung des Ischiasnervs.*
- *Bei Schmerzen im unteren Rücken, Bandscheibenschäden oder bei degenerativen Veränderungen der Lendenwirbelsäule.*
- *Bei einem Leistenbruch.*
- *Bei angeborenen oder degenerativen Veränderungen in den Hüftgelenken.*

Ergänzende Haltungen

Vorbereitend:
PSOASDEHNUNG
→ *Karte* 19
HUND, GESICHT OBEN
→ *Karte* 34

Zum Ausgleich:
HUND, GESICHT UNTEN
→ *Karte* 37

DIE TAUBE EKA PADA KAPOTASANA

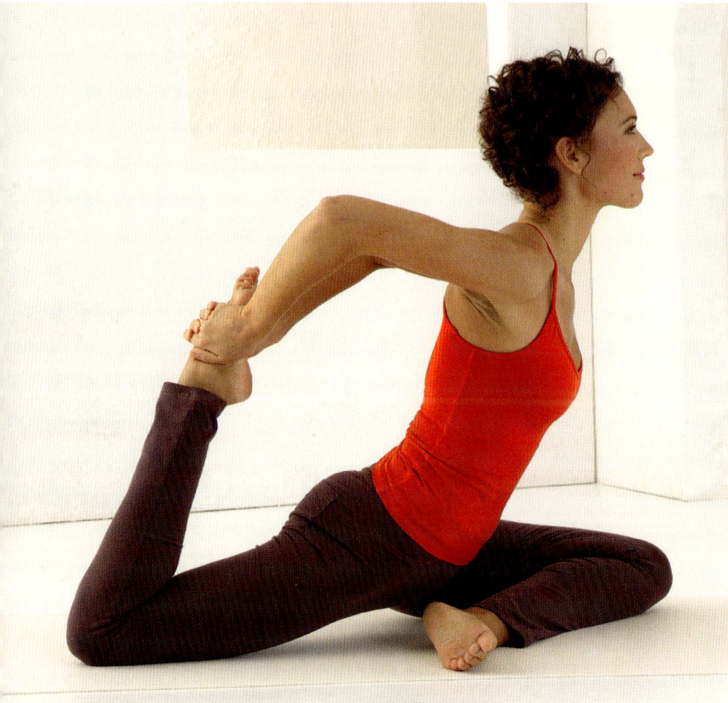

- Kommen Sie am vorderen Ende Ihrer Matte in den Vierfüßlerstand, und stellen Sie die Hände etwas mehr als schultergelenkbreit auf.
- Legen Sie das linke Knie zwischen die Hände. Lassen Sie die linke Gesäßhälfte in Richtung Boden sinken.
- Strecken Sie Ihr rechtes Bein ganz gerade und so weit wie möglich nach hinten, sodass das Schienbein und der Fußrücken aufliegen. Schieben Sie den linken Fuß nach vorn in Richtung rechte Hand.
- Heben Sie Ihren Oberkörper. Lassen Sie ganz viel Weite rund um Ihren Herzraum entstehen.
- Heben Sie behutsam den rechten Unterschenkel, und fassen Sie erst mit der rechten und dann mit der linken Hand den Fußrücken. Streben Sie mit dem rechten Fuß nach hinten, sodass Ihr Brustkorb weit wird.
- Verweilen Sie so, und atmen Sie ruhig und tief weiter. Um die Haltung zu verlassen, stellen Sie die Zehen des rechten Fußes auf und schieben sich in den Hund mit dem Gesicht nach unten (Karte 37).

Wirkung

- *Mobilisiert die Hüftgelenke.*
- *Dehnt intensiv die Rückseiten der Beine und des Beckenbodens.*
- *Regt intensiv die Durchblutung der Beckenorgane an.*

VORBEREITUNG: HANUMANASANA IM LIEGEN

- Kommen Sie in die Rückenlage, und legen Sie sich eine Schaumstoffplatte oder eine zusammengefaltete Decke unter Ihr Becken.
- Heben Sie das rechte Bein in die Senkrechte, und ziehen Sie es mithilfe der Arme langsam und behutsam so weit wie möglich zu sich herunter.
- Strecken Sie gleichzeitig Ihr linkes Bein flach über dem Boden kraftvoll in die Länge.
- Verweilen Sie so mindestens 12 Atemzüge lang. Dann wechseln Sie die Beine: das linke oben, das rechte unten.

Tipps zum Üben

- Bei empfindlichen Knien legen Sie eine Decke, Schaumstoff-Schulterplatte oder ein flaches Kissen unter.
- Nutzen Sie hochgestellte Blöcke neben dem Becken, um das Absinken des Körpers zu dosieren.

Wann ist Vorsicht geboten?

- *Bei einer Reizung des Ischiasnervs.*
- *Bei akuten oder stark degenerativen Erkrankungen der Wirbelsäule.*
- *Bei entzündlichen oder degenerativen Prozessen in den Hüftgelenken.*

Ergänzende Haltungen

Vorbereitend:
PSOASDEHNUNG
→ *Karte* 19
HAND-ZUM-FUSS-HALTUNG
→ *Karte* 65
GESTRECKTE FLANKEN-DEHNUNG
→ *Karte* 54

Zum Ausgleich:
SCHULTERBRÜCKE
→ *Karte* 33
HUND, GESICHT OBEN
→ *Karte* 34

HANUMANS HALTUNG HANUMANASANA

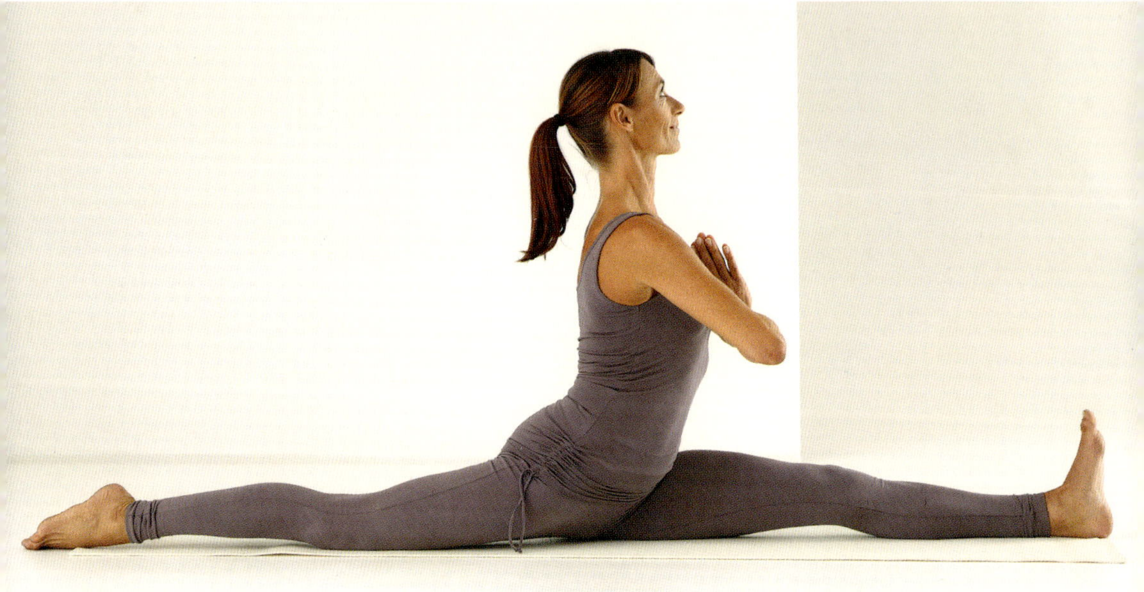

- Kommen Sie in den Kniestand. Machen Sie mit Ihrem linken Fuß einen weiten Schritt nach vorn. Stellen Sie die Hände oder Fingerspitzen seitlich neben dem Becken auf.
- Heben Sie den linken Vorfuß, sodass nur noch die Ferse am Boden ist. Lassen Sie nun die Ferse langsam und achtsam immer weiter nach vorn gleiten und dabei Ihr Becken so weit, wie es geht, zum Boden sinken.
- Schieben Sie gleichzeitig Ihr rechtes Bein nach hinten.
- Wenn Sie merken, dass Sie die Beine nicht weiter strecken können, richten Sie sich behutsam auf. Wenn es möglich ist, legen Sie beide Hände vor der Brust aneinander.
- Verweilen Sie so, ruhig und tief atmend. Um die Haltung zu verlassen, lassen Sie – mit Unterstützung der Hände – die linke Gesäßhälfte nach unten sinken und kommen wieder hoch in den Kniestand.
- Wiederholen Sie die Haltung mit dem rechten Bein vorn.

Wirkung

- *Regt die Verdauung an.*
- *Mobilisiert den Brustkorb und regt die Flankenatmung an.*
- *Kräftigt die Aufrichtemuskulatur.*
- *Hilft, seitliche Abweichungen der Wirbelsäule (Skoliosen) auszugleichen.*

VARIANTE MIT MEHR BAUCHKONTAKT

- Beugen Sie im Langsitz das rechte Bein an, und stellen Sie den Fuß außen neben das linke Knie oder den Unterschenkel.
- Dehnen Sie sich aus der Wirbelsäule heraus, umfangen Sie mit der linken Ellenbeuge das rechte Knie, und drehen Sie sich nach rechts. Verweilen Sie so, ruhig und tief atmend.
- Kehren Sie zur Mitte in den Langsitz zurück. Stellen Sie nun den linken Fuß außen neben das rechte Bein, und wiederholen Sie die Haltung nach links gedreht.
- Spüren Sie anschließend in der Mitte im Langsitz nach.

Tipps zum Üben

- Wenn Sie Mühe haben, im Langsitz das Becken aufzurichten, legen Sie eine zusammengefaltete Decke oder ein (Keil-)Kissen unter das Gesäß.

Wann ist Vorsicht geboten?

- *Bei akuten Entzündungen im Bauchraum.*
- *Bei Brüchen (Hernien) in der Bauchdecke oder den Leisten.*
- *Einige Wochen nach Operationen mit Narben in der Bauchdecke.*
- *Bei akuten Ischiasbeschwerden.*
- *Bei akuten Rückenschmerzen.*
- *Ab dem 5. Schwangerschaftsmonat.*

Ergänzende Haltungen

Vorbereitend:
GEDREHTE DEHNUNG
→ *Karte* 13
KROKODIL, STATISCH
→ *Karte* 44
KROKODIL, DYNAMISCH
→ *Karte* 45

Zum Ausgleich:
AUFRECHTER SITZ
→ *Karte* 24
WECHSELATMUNG
→ *Karte* 73

DER DREHSITZ ARDHA MATSYENDRASANA

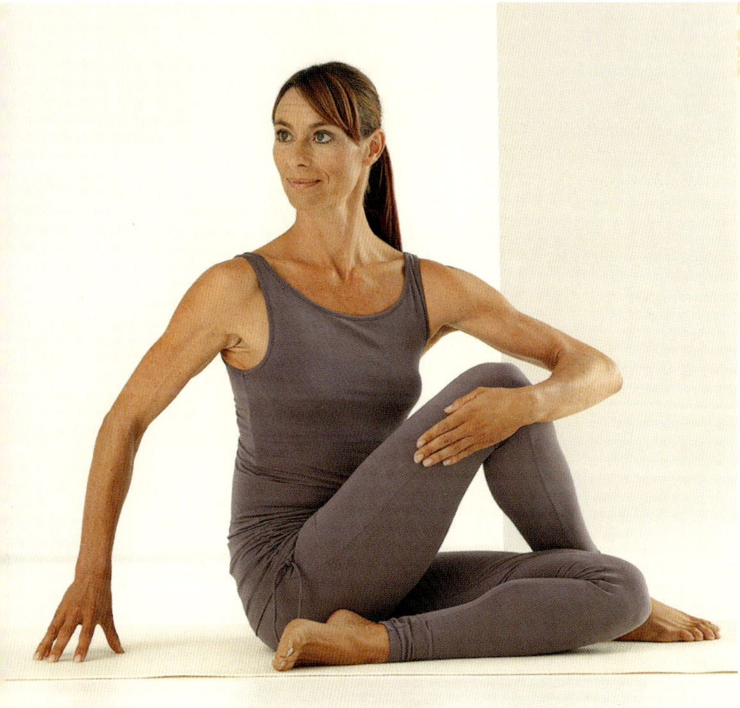

- Umfangen Sie mit dem linken Arm das rechte Knie, und drehen Sie den Rumpf nach rechts.
- Stellen Sie die rechte Hand hinter dem Gesäß auf, und drücken Sie sich vom Boden weg. Beugen Sie den Arm etwas an, sodass die Schulter nicht hochgeschoben wird.

- Kommen Sie in den Langsitz. Beugen Sie Ihr linkes Bein an, und legen Sie die Ferse an die rechte Gesäßhälfte. Stellen Sie den rechten Fuß so außen neben das linke Knie, dass die ganze rechte Fußsohle Bodenkontakt hat.
- Ziehen Sie die Gesäßhälften nach hinten-außen. Legen Sie die Hände um das rechte Knie, und richten Sie sich aus der Kraft der Arme auf.
- Drehen Sie die rechte Hüfte etwas nach vorn und die linke etwas nach hinten. Nehmen Sie den Kopf so weit mit in die Drehung nach rechts, wie es Ihnen im Nacken angenehm ist.
- Verweilen Sie so während einiger ruhiger Atemzüge, und bleiben Sie ganz aufgerichtet. Lösen Sie dann die Haltung behutsam auf. Wiederholen Sie das Asana zur anderen Seite.

Wirkung

- *Regt die Verdauung an.*
- *Mobilisiert den Brustkorb und regt die Flankenatmung an.*
- *Kräftigt die Aufrichtemuskulatur.*
- *Hilft, seitliche Abweichungen der Wirbelsäule (Skoliosen) auszugleichen.*

VARIANTEN ALS VORÜBUNG

- Wenn Sie Ihre Hände im Rücken noch nicht fassen können, nehmen Sie einen Gurt (oder ein Handtuch). Führen Sie ihn mit der linken Hand nach hinten, und greifen Sie ihn mit der rechten Hand.
- Wenn auch das nicht möglich ist, führen Sie Ihren linken Arm vor das rechte, angebeugte Bein. Drücken Sie das Bein mit dem Arm nach innen. Heben Sie den Unterarm. Stellen Sie die rechte Hand hinter dem Becken auf. Richten Sie sich in der Wirbelsäule auf, und schauen Sie nach rechts.

Tipps zum Üben

- Wenn Sie Mühe haben, das Becken aufzurichten, legen Sie sich eine zusammengefaltete Decke oder ein (Keil-)Kissen unter das Gesäß.

Wann ist Vorsicht geboten?

- *Bei akuten Entzündungen im Bauchraum.*
- *Bei Brüchen (Hernien) in der Bauchdecke oder in den Leisten.*
- *Einige Wochen nach Operationen mit Narben in der Bauchdecke.*
- *Bei akuten Ischiasbeschwerden.*
- *Bei akuten Rückenschmerzen.*
- *Ab dem 5. Schwangerschaftsmonat.*

Ergänzende Haltungen

Vorbereitend:

GEDREHTE DEHNUNG
→ *Karte* 13

WEITE IM BRUSTRAUM
→ *Karte* 17

DREHSITZ
→ *Karte* 63

Zum Ausgleich:

AUFRECHTER SITZ
→ *Karte* 24

WECHSELATMUNG
→ *Karte* 73

MARICHIS HALTUNG III MARICHYASANA III

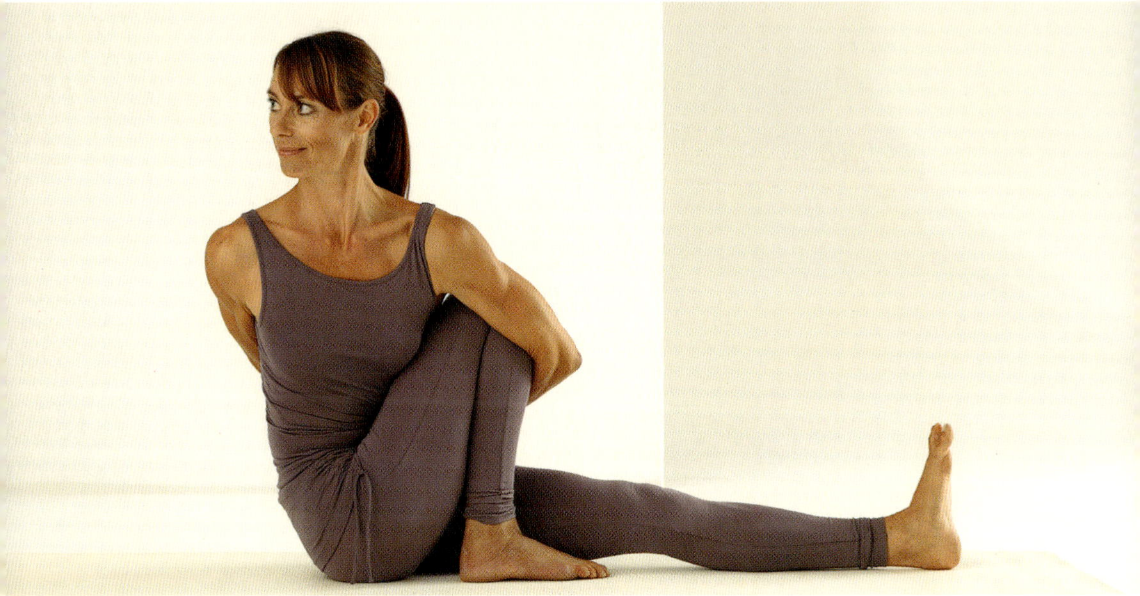

- Im Langsitz ziehen Sie eine Gesäßhälfte nach der anderen nach hinten und außen. Stellen Sie dann das rechte Bein angebeugt auf, und ziehen Sie den rechten Fuß dicht ans Gesäß.
- Dehnen Sie sich aus der Wirbelsäule heraus nach oben. Drehen Sie sich dann nach rechts.
- Führen Sie Ihre linke Armbeuge an die Außenseite des rechten Knies, winkeln Sie den Arm an, und streben Sie mit der linken Hand zur Mitte des Rückens. Führen Sie Ihren rechten Arm im weiten Bogen nach hinten, und versuchen Sie, mit der rechten Hand das linke Handgelenk zu fassen.
- Entspannen Sie Ihre Schultern, drehen Sie den Kopf nach rechts hinten, und verweilen Sie einige ruhige, tiefe Atemzüge lang in dieser Drehhaltung.
- Kehren Sie dann zur Mitte zurück. Lassen Sie das rechte Bein ausgleiten, stellen Sie das linke Bein angebeugt auf, und drehen Sie sich nach links. Verweilen Sie auch in dieser Drehung einige Atemzüge lang.

Wirkung

- *Regt den ganzen Organismus an.*
- *Vertieft Atmung und Durchblutung.*
- *Kräftigt die Muskulatur des Schultergürtels.*
- *Stärkt die rumpfaufrichtende Muskulatur.*
- *Stärkt die Muskeln der Füße und der Beine.*
- *Fördert den Gleichgewichtssinn und die Konzentration.*

Tipps zum Üben

- Üben Sie auf einer festen Unterlage.
- Nehmen Sie eventuell einen Gurt zu Hilfe, um den erhobenen Fuß zu halten.
- Achten Sie unbedingt darauf, das Standbein gerade zu halten, das Bein also weder angebeugt zu lassen noch zu überstrecken!

Wann ist Vorsicht geboten?

- *Bei instabilen Fußgelenken: Geben Sie sich mit einem Finger an der Wand oder an einem Möbel Halt.*
- *Bei (Dreh-)Schwindel.*

VARIANTE ZUR SEITE

- Kommen Sie – wie umseitig beschrieben – in die gestreckte Hand-zum-Fuß-Haltung.
- Führen Sie langsam Ihren rechten Arm – und damit Ihr rechtes Bein – so weit wie möglich nach rechts. Drehen Sie den Kopf nach links.
- Verweilen Sie so, ruhig weiteratmend und mit dem Blick einen Punkt fixierend. Wiederholen Sie die Haltung mit dem rechten Bein als Standbein.

Ergänzende Haltungen

Vorbereitend:
KRAFTVOLLE HALTUNG
→ *Karte* 47
BAUM
→ *Karte* 51
OFFENER WINKEL
→ *Karte* 42

Zum Ausgleich:
VORBEUGE IM STAND
→ *Karte* 38

HAND-ZUM-FUSS-HALTUNG UTTHITA HASTA PADANGUSTASANA

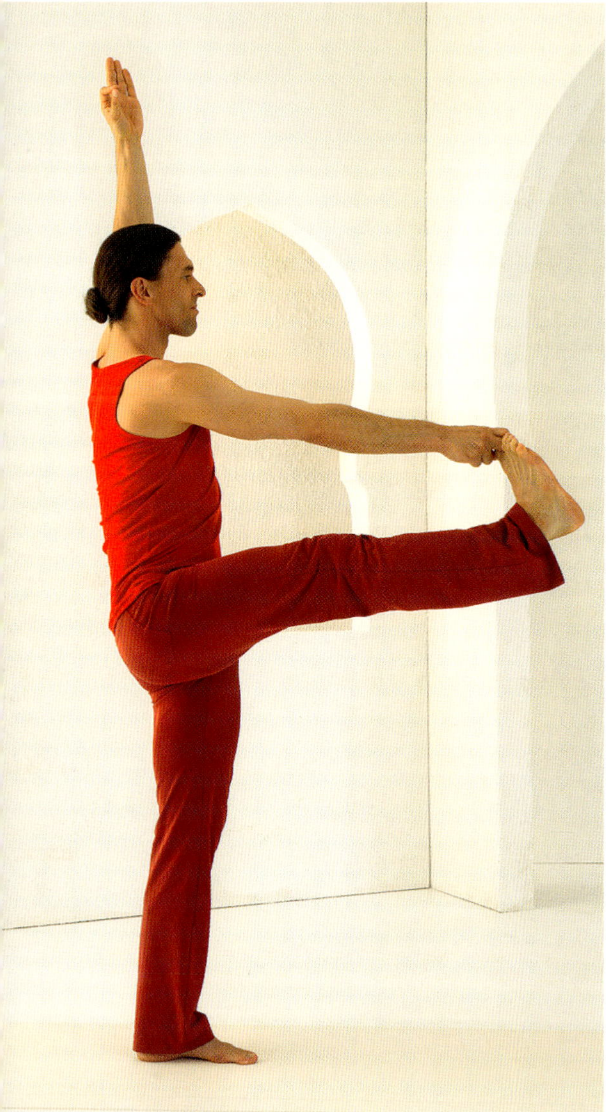

- Verlagern Sie im Stand das Gewicht auf das linke Bein.
- Beugen Sie das rechte Bein an, und fassen Sie mit Zeigefinger und Daumen den großen Zeh.
- Strecken Sie das rechte Bein langsam nach vorn und oben, aber nur so weit, dass die Schulter nicht nach vorn gezogen wird.
- Richten Sie sich von der Basis des Rumpfes auf, und heben Sie Ihren linken Arm in die Senkrechte.
- Verweilen Sie so, ruhig weiteratmend. Fixieren Sie mit dem Blick einen Punkt vor sich an der Wand oder auf dem Boden. Halten Sie entspannt Ihr Gleichgewicht – selbst wenn Sie ab und zu ein wenig schwanken.
- Um die Haltung zu verlassen, senken Sie zuerst den Arm, beugen dann Ihr rechtes Bein an und stellen den Fuß zurück zum Boden. Wiederholen Sie die Haltung mit dem rechten Bein als Standbein und erhobenem rechten Arm.

Wirkung

- *Dehnt die gesamte Körpervorderseite: dehnt die Leisten – dadurch bessere Beckenaufrichtung; dehnt den Brustkorb und regt die Brustatmung an; dehnt den Schultergürtel in die Breite und kräftigt gleichzeitig die Muskeln, die ihm am Rücken Halt geben.*
- *Kräftigt die Gesäß- und Rückenmuskeln.*

VARIANTE MIT PARTNER

Um den erhobenen Bogen einzuüben, empfiehlt sich folgende Partnerübung:

- Ihr Partner stellt sich mit den Füßen parallel und gut beckenbreit hinter Ihren Kopf. Umfassen Sie seine Fußrücken nahe den Fußgelenken (das entlastet die Handgelenke sehr).
- Fahren Sie dann fort, wie umseitig beschrieben. Eventuell kann Ihr Partner Sie an den hinteren Rippen halten und zu sich hin oder nach oben ziehen: So können Sie Ihren Fokus weniger aufs Hochstemmen und mehr auf die Erfahrung der Weite richten.

Tipps zum Üben

- Üben Sie auf einer rutschfesten Matte
- Forcieren Sie nichts! Der erhobene Bogen ist eine sehr anspruchsvolle Haltung!

Wann ist Vorsicht geboten?

- *Bei einer akuten und chronischen Wirbelsäulenerkrankung, vor allem bei Gleitwirbeln.*
- *Bei akuten Problemen in der Halswirbelsäule, den Schultern und den Gelenken der Arme.*
- *Bei akuten Erkrankungen oder Brüchen (Hernien) im Bauchraum.*
- *Bei Schilddrüsenüberfunktion.*
- *Wenn Ihr Brustkorb bereits krankhaft erweitert ist (Asthma, Emphysem).*
- *Bei Herzenge (Angina Pectoris) oder wenn Ihnen bei einer Dehnung des Herzraums unwohl wird.*

Ergänzende Haltungen

Vorbereitend:
BRETT ⇢ Karte 36
BOGEN ⇢ Karte 30

Zum Ausgleich:
SIEGEL DES YOGA ⇢ Karte 27

DER ERHOBENE BOGEN URDHVA DHANURASANA

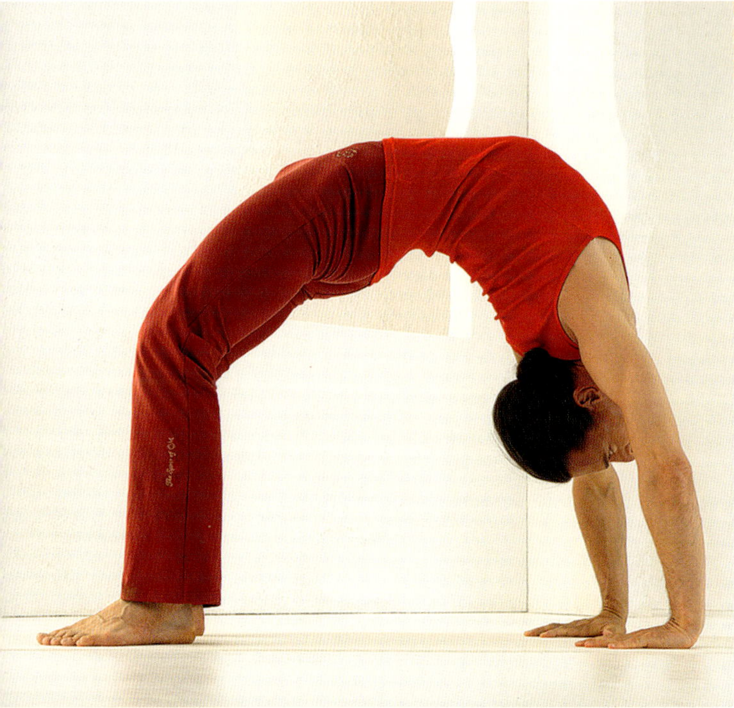

- Kommen Sie in die Rückenlage. Stellen Sie die Füße beckenbreit und parallel vor dem Becken auf, sodass sich die Fußgelenke direkt unter den Knien befinden. Stellen Sie Ihre Hände dicht neben den Ohren auf, und ziehen Sie die Ellenbogen zueinander, bis die Arme parallel sind.
- Drücken Sie mit den Händen und den Außenkanten der Fersen gegen oder in den Boden. Heben Sie das Becken und den Schultergürtel. Stellen Sie eventuell für einen Moment den Haaransatz oder Scheitelpunkt auf.
- Drücken Sie weiter aktiv mit Händen und Füßen gegen oder in den Boden, und heben Sie Becken und Rumpf nach oben. Lassen Sie den Kopf sinken. Atmen Sie tief und kraftvoll. Dehnen Sie Ihren Brustraum einatmend weiter aus, und entspannen Sie ihn ausatmend.
- Um die Übung zu beenden, lassen Sie behutsam Becken und Rumpf sinken und bringen Ihren Kopf wieder in Bodenkontakt. Gleiten Sie über den Hinterkopf zum Boden zurück.

Wirkung

- *Kräftigt intensiv die Arm-, Schulter- und rumpfaufrichtende Muskulatur.*
- *Schult den Gleichgewichtssinn.*
- *Stärkt das Selbstvertrauen.*

VARIANTE: VOM KOPFSTAND IN DIE KRÄHE

Bitte versuchen Sie diese Variante nur, wenn Sie keine Beschwerden in Nacken und Schultern haben.

- Kommen Sie in die Hocke. Legen Sie ein dünnes Kissen oder ein gefaltetes Handtuch vor die Hände. Legen Sie den Scheitelpunkt Ihres Kopfes mitten auf das Polster. Ziehen Sie Ihre Ellenbogen dicht an den Körper.
- Stellen Sie die Zehen auf, heben Sie das Becken, und strecken Sie die Beine. Wandern Sie mit beiden Füßen in Richtung Kopf.
- Beugen Sie die Beine an, und legen Sie die Knie gleich oberhalb der Ellbogen auf die Oberarme. Lösen Sie die Füße vom Boden.
- Verlagern Sie Ihr Gewicht behutsam nach hinten, bis sich Ihr Kopf hebt.

Tipps fürs Üben

- Wenn Sie Sorge haben, nach vorn aufs Gesicht zu fallen, legen Sie ein weiches Polster zwischen die Hände.
- Wenn Ihnen die starke Beugung in den Handgelenken Probleme bereitet, legen Sie ein 3 cm dickes Brett oder zwei stabile Bücher so unter die Hände, dass die Finger etwas hängen. Das entlastet die Strecksehnen der Arme.

Wann ist Vorsicht geboten?

- *Bei Handgelenksreizung oder -entzündung (Sehnenscheidenentzündung, Karpaltunnelsyndrom).*
- *Bei Schmerzen in Schultern und Nacken, Bandscheibenschäden oder degenerativen Veränderungen der Halswirbelsäule.*
- *Bei hohem Blutdruck und bei chronischen Herzerkrankungen, um den inneren Druck nicht zu erhöhen.*

Ergänzende Haltungen

Vorbereitend:
PLANKE ⇢ Karte 35
HANDSTAND ⇢ Karte 71

Zum Ausgleich:
SIEGEL DES YOGA ⇢ Karte 27

67 DIE KRÄHE KAKASANA

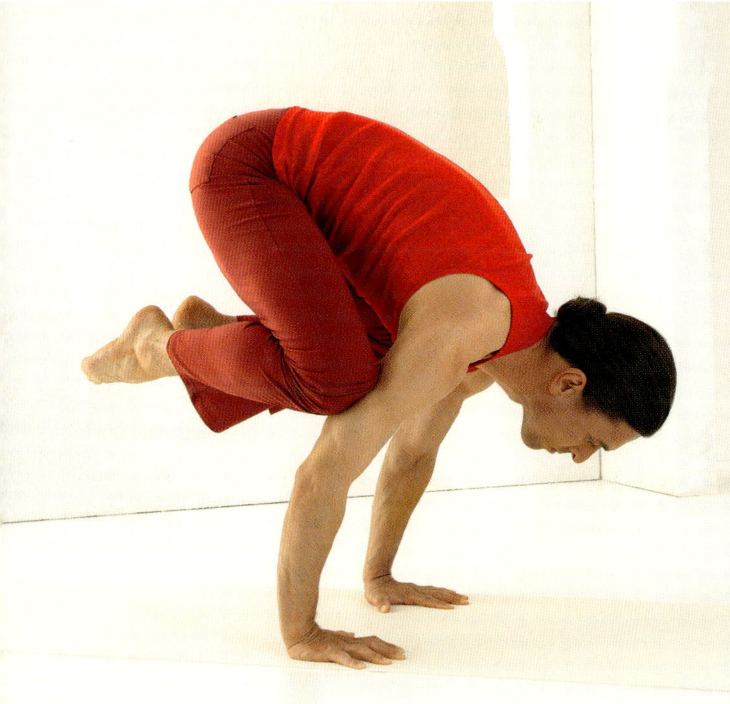

- Kommen Sie in die Hocke, die Füße beckenbreit, die Knie etwa schulterbreit. Stellen Sie die Hände schultergelenkbreit vor die Füße, und spreizen Sie Ihre Finger weit.
- Beugen Sie die Arme an, und ziehen Sie dabei die Ellenbogen aufeinander zu. Verlagern Sie Ihr Körpergewicht nach vorn, bringen Sie Ihre Knie so nah wie möglich zu den Ellenbogen und Oberarmen, und legen Sie sie dort ab.
- Balancieren Sie Ihr Gleichgewicht nach vorn aus, bis sich Ihre Füße von alleine heben. Heben Sie den Kopf, und schauen Sie nach vorn; oder lassen Sie den Nacken lang, und schauen Sie nach vorn unten.
- Verweilen Sie in der Haltung, und atmen Sie ruhig und tief ein und aus. Um die Haltung zu verlassen, stellen Sie einen Fuß nach dem anderen (oder beide gleichzeitig) auf den Boden zurück. Spüren Sie in einer Haltung Ihrer Wahl nach.

Wirkung

- *Beruhigt den Geist, lässt Erregung und Nervosität abklingen.*
- *Hilft bei Ein- und Durchschlafstörungen.*
- *Der gesamte Blutkreislauf wird umgekehrt und entlastet, und das entlastet auch das Herz.*
- *Verstärkt die Bauchatmung.*

VARIANTE AN DER WAND

Wenn Sie das Becken nur mühsam heben können oder sich während des Haltens stark anstrengen, dann üben Sie an der Wand.

- Kommen Sie in die Rückenlage mit angebeugten Beinen und den Füßen an der Wand.
- Wandern Sie mit den Füßen an der Wand hoch, wodurch sich das Becken hebt. Gehen Sie so weit nach oben, wie es für Sie angenehm ist.
- Drücken Sie mit den Füßen gegen die Wand, und verweilen Sie so. Um die Haltung zu verlassen, wandern Sie einfach wieder nach unten.

Tipps zum Üben

- Sollte Ihnen die Nackendehnung zu intensiv sein, legen Sie sich eine gefaltete Decke so unter den Schultergürtel, dass der Kopf etwas hängt.

Wann ist Vorsicht geboten?

- *Bei stark erhöhtem Blutdruck, erhöhtem Augeninnendruck, Gefahr der Netzhautablösung und bei Tinnitus.*
- *Bei (Neigung zu) grünem Star.*
- *Bei Kopfschmerzen, Migräne.*
- *Bei Entzündungen im Kopf.*
- *Bei starken beziehungsweise akuten degenerativen oder entzündlichen Problemen der Halswirbelsäule.*
- *Bei Endometriose.*
- *Während der Menstruation.*
- *In fortgeschrittener Schwangerschaft.*

Ergänzende Haltungen

Vorbereitend:
GEDREHTE DEHNUNG
→ *Karte* 13
SCHULTERBRÜCKEN-ABLAUF
→ *Karte* 23

Zum Ausgleich:
SCHULTERBRÜCKE
→ *Karte* 33

DER SCHULTERSTAND SALAMBA SARVANGASANA

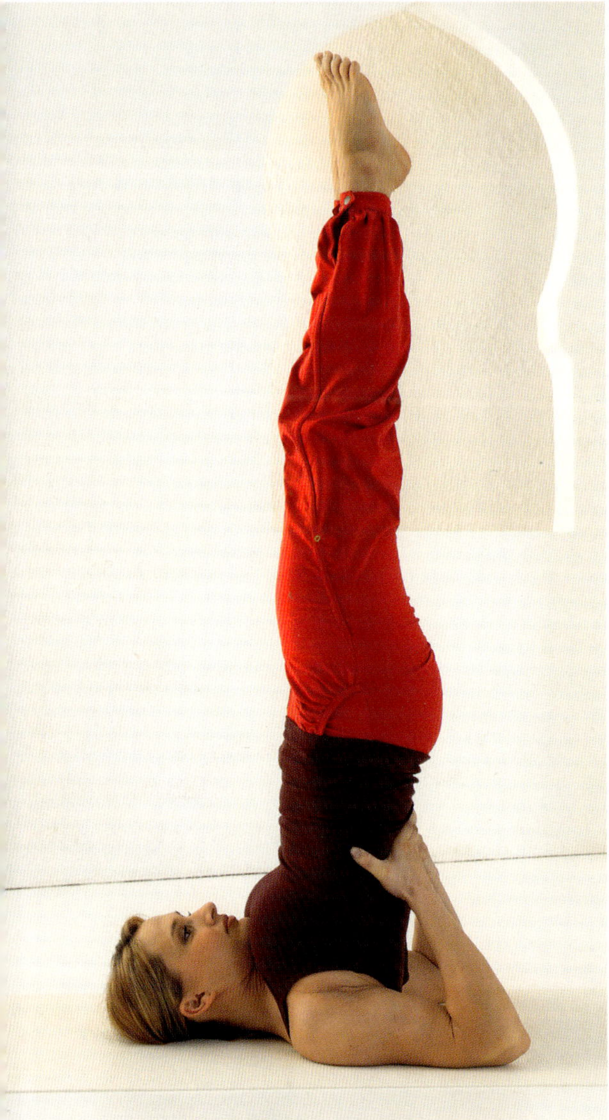

- Ziehen Sie in der Rückenlage die Beine nacheinander an den Bauch. Legen Sie die Arme dicht neben den Körper, Handflächen nach unten.
- Strecken Sie die Beine nach hinten und oben, und drücken Sie sich gleichzeitig mit den Händen vom Boden weg. Heben Sie so Becken und Rücken vom Boden.
- Stützen Sie sich mit beiden Händen im unteren Rücken ab, und bleiben Sie entweder mit Rumpf und Beinen in der Schräge, oder richten Sie sie auf in die Senkrechte.
- Wählen Sie die Möglichkeit, in der Sie sich wohler fühlen, und verweilen Sie in ihr während etlicher ruhiger, tiefer Atemzüge.
- Um die Haltung zu verlassen, lassen Sie die Knie zur Stirn sinken. Legen Sie die Arme zum Boden, und rollen Sie sich langsam ab. Halten Sie dabei die Stirn dicht bei den Knien, und legen Sie den Kopf erst zum Schluss wieder ab.

Wirkung

- *Entlastet den gesamten Blutkreislauf und das Herz durch die Umkehrung.*
- *Entstaut die Beine und den Beckenboden von venösem Blut und Lymphe.*
- *Beruhigt den Geist, da Erregung und Nervosität abklingen.*
- *Hilft bei Schlafstörungen, wenn direkt vor dem Schlafengehen geübt wird.*
- *Stärkt das Selbstvertrauen und die Fähigkeit der Selbsteinschätzung.*

VARIANTE AN DER WAND

- Gehen Sie ungefähr eine Beinlänge entfernt von einer Wand in die Ausgangshaltung. Strecken Sie die Beine.
- Üben Sie Druck mit den Unterarmen gegen oder in den Boden aus.
- Wandern Sie mit den Füßen an der Wand empor, bis Ihre Beine waagerecht sind. Entweder verweilen Sie so, oder Sie heben langsam ein Bein nach dem anderen in die Senkrechte.
- Um den Kopfstand zu verlassen, senken Sie ein Bein nach dem anderen zur Wand zurück. Wandern Sie an ihr hinunter, bis die Füße wieder zurück auf dem Boden sind.

Tipps zum Üben

- Sie sollten weder Schwung nehmen noch sich vom Boden abstoßen, um die Beine zu heben, da Sie dadurch leicht das Gleichgewicht verlieren.
- Der Kopf trägt ein Drittel Gewicht, Arme und Schultern zwei Drittel.

Wann ist Vorsicht geboten?

- *Bei gravierend zu tiefem oder zu hohem Blutdruck.*
- *Bei erhöhtem Augeninnendruck, grünem Star, Netzhautablösung, Tinnitus.*
- *Bei Kopfschmerz, Migräne, Schwindel.*
- *Bei Entzündungen im Kopf.*
- *Bei einer Neigung zu Blutgerinnseln (vor allem in den Beinen).*
- *Bei akuten oder stark degenerativen Beschwerden der Halswirbelsäule (HWS-Syndrom, Schleudertrauma).*
- *Bei fortgeschrittener Schwangerschaft.*

Ergänzende Haltungen

Vorbereitend:
HUND, GESICHT UNTEN → *Karte* 37
PLANKE → *Karte* 35

Zum Ausgleich:
SIEGEL DES YOGA → *Karte* 27

69

DER KOPFSTAND SHIRSHASANA

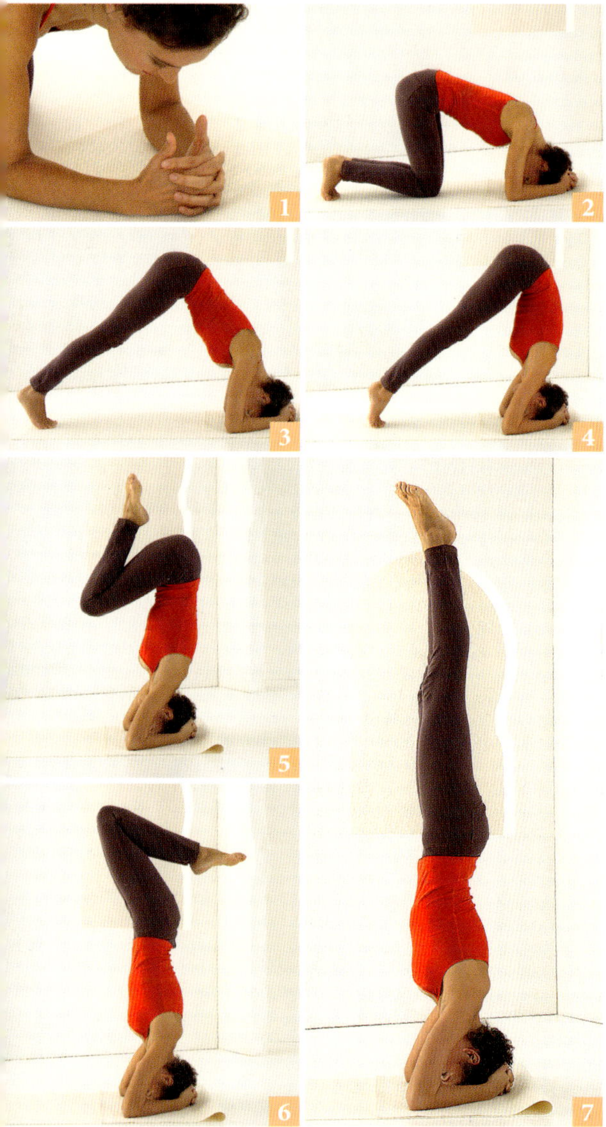

- Kommen Sie auf der zusammengefalteten Decke in den Unterarmstand. Falten Sie die Hände, und strecken Sie die Daumen nach oben. [1] Ziehen Sie die Ellenbogen zusammen. Legen Sie den Kopf zwischen die Hände. [2]
- Lösen Sie die Knie vom Boden, und strecken Sie die Beine so weit, wie der Rücken noch gerade bleiben kann. [3]
- Bewegen Sie die Füße in kleinen Schritten kopfwärts, bis der Rücken fast senkrecht steht. [4]
- Heben Sie langsam ein Bein nach dem anderen angebeugt vom Boden. Ziehen Sie Ihre Beine an den Bauch. Halten Sie die Wirbelsäule gestreckt. [5]
- Heben Sie langsam Ihre Oberschenkel in die Waagerechte und darüber hinaus bis in die Senkrechte. [6]
- Strecken Sie langsam die Unterschenkel in die Senkrechte. Dehnen Sie sich nach oben. Entwickeln Sie ein Gefühl von Ruhe und Leichtigkeit, und verweilen Sie so, ruhig atmend. [7]
- Um den Kopfstand zu verlassen, senken Sie behutsam erst die Füße, dann die Knie zum Boden. Stellen Sie die Fäuste übereinander, und lassen Sie die Stirn auf den Fäusteturm sinken. Verweilen Sie so einige Atemzüge.

Wirkung

- *Kräftigt intensiv die Oberarm- und Schultermuskeln sowie die rumpfaufrichtende Muskulatur.*
- *Schult den Gleichgewichtssinn.*
- *Stärkt das Selbstvertrauen.*
- *Regt den Kreislauf intensiv an.*
- *Kräftigt infolge der intensiven Belastung der Arme den Herzmuskel.*

VARIANTE AN DER WAND

- Nehmen Sie vor einer Wand einen Yogablock zwischen die Hände, und stützen Sie die Unterarme parallel und schulterbreit auf den Boden.
- Schwingen Sie ein Bein nach dem anderen zur Wand, und kommen Sie so in den Unterarmstand. Heben Sie Ihren Kopf so weit an, dass sich Ihr Nacken noch wohlfühlen kann.
- Heben Sie eventuell mal das eine, mal das andere Bein von der Wand weg in die Senkrechte.
- Um die Haltung zu verlassen, führen Sie einen Fuß nach dem anderen zum Boden. Spüren Sie im Siegel des Yoga nach.

Tipps zum Üben

- Stabilisieren Sie Ihre Arme, indem Sie sich einen Yogablock quer zwischen die Hände (mit abgespreizten Daumen) legen und mit einem Gurt den Abstand der Ellenbogen auf Schulterbreite fixieren.

Wann ist Vorsicht geboten?

- *Bei Schmerzen in Schultern und Nacken, Bandscheibenschäden oder degenerativen Veränderungen der Halswirbelsäule.*
- *Bei entzündlichen Prozessen in den Schultergelenken.*
- *Bei hohem Blutdruck und bei chronischen Herzerkrankungen, um den inneren Druck nicht zu erhöhen.*
- *Bei allen Erkrankungen, in denen Umkehrhaltungen vermieden werden sollen (Karte 69).*

Ergänzende Haltungen

Vorbereitend:
HUND, GESICHT UNTEN ⇢ Karte 37
PLANKE ⇢ Karte 35

Zum Ausgleich:
SIEGEL DES YOGA ⇢ Karte 27

SKORPION / UNTERARMSTAND PINCHA MAYURASANA

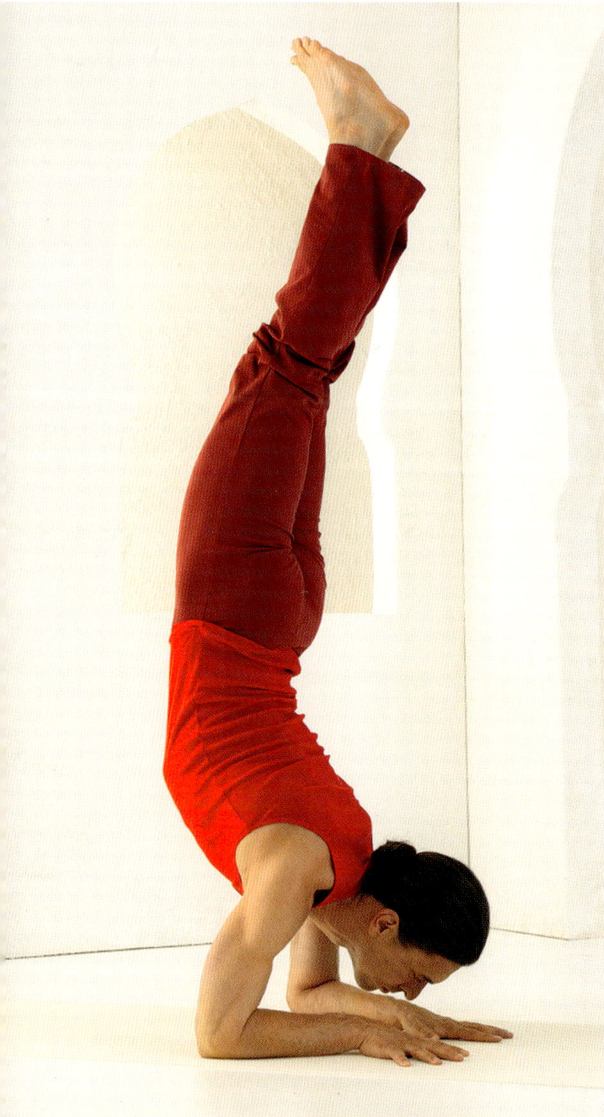

- Kommen Sie in den Unterarmstand. Halten Sie die Unterarme parallel und die Ellenbogen etwas weniger als schultergelenkbreit. Ziehen Sie sie dafür zusammen, oder fixieren Sie die Ellenbogen mit einem Yogagurt auf Schulterbreite.
- Heben Sie das Becken, wandern Sie mit den Füßen in Richtung Kopf, bis Ihr Rücken möglichst senkrecht steht. Halten Sie Ihren Kopf gehoben.
- Strecken Sie ein Bein langsam so weit wie möglich in die Senkrechte. Heben Sie den anderen Fuß auf die Zehenspitzen, oder lösen Sie ihn vom Boden. Führen Sie nun auch dieses Bein in die Senkrechte.
- Richten Sie sich dann so in der Position ein, dass Sie Ihr Gleichgewicht halten können. Verweile Sie darin ruhig atmend.
- Um die Haltung zu verlassen, führen Sie so kontrolliert wie möglich einen Fuß nach dem anderen zum Boden zurück und kommen dann auf die Knie. Spüren Sie im Siegel des Yoga (Karte 27) nach.

Wirkung

- *Kräftigt intensiv die Arm-, Schulter- und rumpfaufrichtende Muskulatur.*
- *Schult den Gleichgewichtssinn.*
- *Stärkt das Selbstvertrauen.*
- *Regt den Kreislauf intensiv an.*
- *Kräftigt infolge der intensiven Belastung der Arme den Herzmuskel.*

VARIANTE AN DER WAND

- Stellen Sie sich in etwa einem Meter Abstand mit dem Rücken zur Wand. Beugen Sie sich vor, und legen Sie Ihre Hände schulterbreit auf den Boden. Spreizen Sie die Finger, und schmiegen Sie die Daumen und die Kleinfingerballen an den Boden.
- Stellen Sie einen Fuß nach dem anderen an die Wand, und wandern Sie mit ihnen so weit hoch, dass sich die Beine parallel zum Boden befinden.
- Verweilen Sie so, ruhig weiteratmend. Heben Sie, wenn Sie mögen, die Beine abwechselnd in die Senkrechte.
- Um die Haltung zu verlassen, wandern Sie mit den Füßen zum Boden. Spüren Sie im Siegel des Yoga nach.

Tipps zum Üben

- Üben Sie sich in Geduld! Springen Sie nicht hoch! Bauen Sie im Vorfeld genügend Kraft in Armen und Schultern auf: Das gibt Sicherheit.

Wann ist Vorsicht geboten?

- *Bei Reizungen oder Entzündungen der Handgelenke.*
- *Bei Schmerzen in Schultern und Nacken, Bandscheibenschäden oder degenerativen Veränderungen der Halswirbelsäule.*
- *Bei entzündlichen Prozessen in den Schultergelenken.*
- *Bei hohem Blutdruck und bei chronischen Herzerkrankungen.*
- *Immer, wenn Umkehrhaltungen vermieden werden sollen (Karte 69).*

Ergänzende Haltungen

Vorbereitend:
HUND, GESICHT UNTEN → *Karte* 37
PLANKE → *Karte* 35
UNTERARMSTAND → *Karte* 70

Zum Ausgleich:
SIEGEL DES YOGA → *Karte* 27

DER HANDSTAND ADHO MUKHA VRIKSHASANA

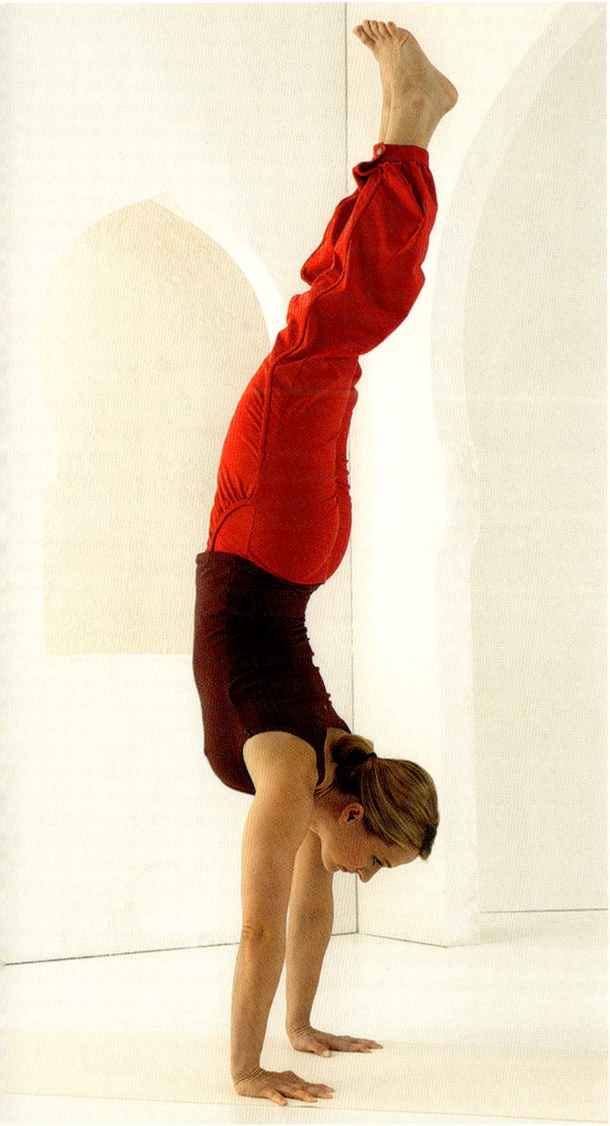

- Machen Sie einen Ausstellschritt. Kommen Sie in die Vorbeuge, und stellen Sie die Hände schultergelenkbreit auf. Spreizen Sie die Finger so, dass die Mittelfinger zueinander parallel sind, und schmiegen Sie die Daumen- und Kleinfingerballen an den Boden.
- Schauen Sie nach vorn (trotz vermehrter Nackenlordose), um anschließend das Gleichgewicht besser halten zu können.
- Heben Sie das hintere Bein langsam so weit, wie es Ihnen möglich ist, in die Senkrechte.
- Stellen Sie den anderen Fuß auf die Zehenspitzen, oder lösen Sie ihn vom Boden. Führen Sie nun auch dieses Bein in die Senkrechte.
- Richten Sie sich dann so ein, dass Sie Ihr Gleichgewicht halten können. Verweilen Sie ruhig atmend in der Position.
- Um die Haltung kontrolliert und langsam zu verlassen, achten Sie darauf, eine gute Spannkraft in Bauchdecke und Beckenboden aufrechtzuerhalten. Senken Sie möglichst behutsam einen Fuß nach dem anderen zum Boden.

Wirkung

- *Beruhigt und erfrischt den Geist.*
- *Hilft, über den Atem Spannung aus dem Körper abfließen zu lassen.*
- *Hilft, ein energetisches Ungleichgewicht zwischen den Körperseiten auszugleichen (etwa wenn Sie eine Seite Ihres Körpers deutlicher oder größer wahrnehmen).*
- *Vertieft die Atmung.*

MIT REIBELAUTATMUNG UND ENERGIEAUSGLEICH

- Sie können die Energielenkung über die Arme auch gut mit der »Atmung mit Reibelaut« (Karte 74) verbinden.
- Eine weitere Variante ist der »Energieausgleich der Seiten«: Stellen Sie sich vor, dass Sie immer, wenn Sie links einatmen, kühles Mondlicht aufnehmen und es in die rechte Seite strömen lassen. Und wenn Sie rechts einatmen, nehmen Sie warmes Sonnenlicht auf, das Sie in die linke Seite strömen lassen.

Tipps zum Üben

- Machen Sie immer auf der Seite die Faust, auf der Ihre Aufmerksamkeit gerade nicht ist.
- Als Eselsbrücke: Lassen Sie den Atem immer über die geöffnete, nach oben gedrehte Handfläche abfließen.
- Achten Sic darauf, ganz ruhig und tief weiterzuatmen, auch wenn Sie sich sehr konzentrieren.

Wann ist Vorsicht geboten?

- *Für diese Übung sind keine Vorsichtsmaßnahmen bekannt.*

Ergänzende Haltungen

Vorbereitend:

WECHSELATMUNG
→ *Karte* 73

ATMUNG MIT REIBELAUT
→ *Karte* 74

Zum Ausgleich:

DREHSITZ
→ *Karte* 63

TOTENHALTUNG
→ *Karte* 76

ENERGIELENKUNG ÜBER DIE ARME

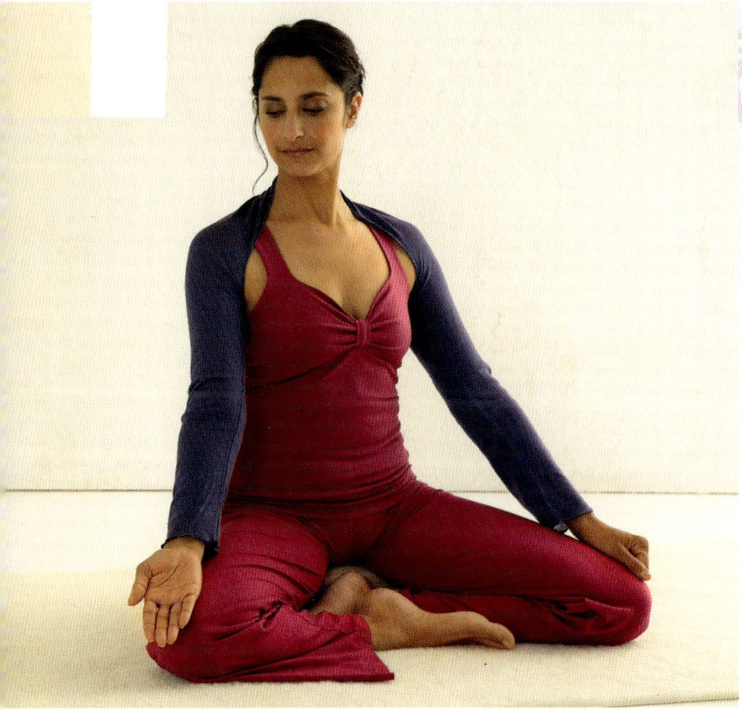

- Kommen Sie in einen aufrechten, bequemen Sitz Ihrer Wahl (Karte 24). Schließen Sie die Augen, und atmen Sie einige Male ruhig ein und aus.
- Legen Sie die Hände auf die Knie. Atmen Sie über beide Nasengänge ein bis hoch in den Stirnraum. Schließen Sie die rechte Hand zur Faust.
- Drehen Sie die linke Handfläche nach oben, und atmen Sie im Geiste über die linke Kopfseite, die Schulter und den linken Arm aus.
- Drehen Sie die Handfläche nach unten, und atmen Sie über den linken Arm, die Schulter und den Kopf wieder ein bis zum Stirnraum.
- Schließen Sie die linke Hand zur Faust, und drehen Sie die rechte Handfläche nach oben. Atmen Sie im Geiste über die rechte Kopfseite, die Schulter und den Arm aus.
- Drehen Sie die Handfläche nach unten, und atmen Sie über die rechte Seite ein. Schließen Sie die rechte Hand zur Faust, drehen Sie die linke Handfläche nach oben, atmen Sie über die linke Seite aus. Fahren Sie so im Rhythmus Ihres Atems fort.

Wirkung

- *Beruhigt den Geist.*
- *Gleicht das Nervensystem aus.*
- *Hilft bei Spannungskopfschmerz.*
- *Fördert die Konzentration.*
- *Gut geeignet als Hinführung zur Meditation.*

VARIANTE: SONNE UND MOND VISUALISIEREN

Ergänzen Sie die Wechselatmung durch die Visualisierung von Sonne und Mond.

- Atmen Sie ein über links mit dem Gefühl, die kühle, stille Mondenergie in sich aufzunehmen. Atmen Sie über rechts aus, und lassen Sie sie dabei in die rechte Seite fließen.
- Atmen Sie rechts ein mit dem Gefühl, die warme, anregende Sonnenenergie in sich aufzunehmen. Lassen Sie sie ausatmend in die linke Seite fließen.
- Fahren Sie damit fort, und gleichen Sie so die rechte und linke Seite energetisch aus.

Tipps zum Üben

- Setzen Sie sich auf ein Sitzkissen oder Sitzbänkchen.
- Schnäuzen Sie vor der Übung gründlich die Nase. Wenn sie während des Übens trotzdem verklebt, üben Sie mental, indem Sie im Geiste über links aus- und wieder einatmen, über rechts aus- und wieder einatmen.
- Achten Sie darauf, dass Sie den Kopf nicht der Hand entgegendrehen, sondern halten Sie ihn aufgerichtet in der Mitte!

Wann ist Vorsicht geboten?

- *Bei Verwachsungen in den Nasengängen (Polypen).*
- *Bei Erkältung und Rhinitis (Schnupfen, Nasenschleimhautentzündung).*

Ergänzende Haltungen

Vorbereitend:
AUFRECHTER SITZ
→ *Karte* 24

Zum Ausgleich:
TOTENHALTUNG
→ *Karte* 76
SIEGEL DES YOGA
→ *Karte* 27

DIE WECHSELATMUNG NADI SHODHANA

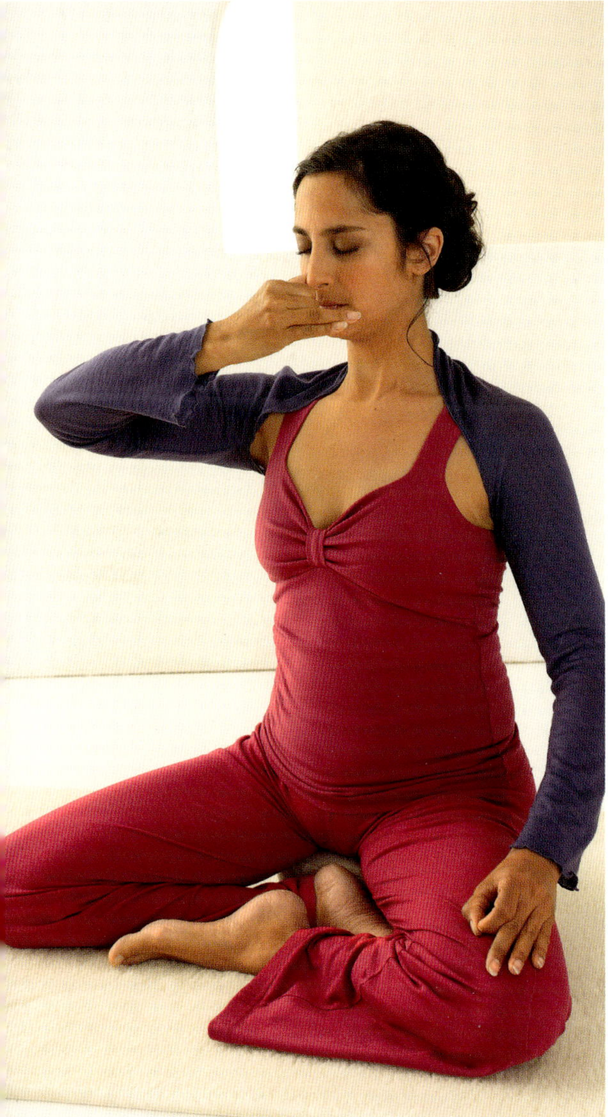

- Sitzen Sie aufrecht und bequem (Karte 24). Beugen Sie den Zeige- und Mittelfinger der rechten Hand, und strecken Sie die drei anderen Finger aus (Vishnu Mudra).
- Atmen Sie ruhig über beide Nasengänge ein. Schließen Sie mit dem Daumen den rechten Nasengang.
- Atmen Sie links aus und wieder ein. Schließen Sie mit dem Ringfinger den linken Nasengang, und öffnen Sie den rechten Nasengang. Atmen Sie rechts aus und wieder ein.
- Fahren Sie ruhig atmend damit fort: ausatmen – einatmen auf einer Seite, Seitenwechsel.
- Wenn Sie merken, dass Ihr rechter Arm oder die Aufmerksamkeit ermüdet, dann beenden Sie die Wechselatmung, indem Sie noch einmal über links einatmen und dann über beide Nasengänge ausatmen.
- Verweilen Sie anschließend in der Wahrnehmung Ihres Atems und Ihres Geistes- und Gemütszustandes.

Wirkung

- *Entschleimt die Atemwege (räuspern Sie sich deswegen ab und zu).*
- *Lässt den Atem ruhiger, tiefer, länger und kraftvoller werden.*
- *Hilfreich, um Entzündungen des Halsraums abklingen zu lassen.*
- *Beruhigt den Geist.*

ANWENDUNG IN DEN ÜBUNGEN

- Sie können die Atmung mit dem Reibelaut in allen Bewegungsabläufen anwenden. Dadurch, dass der Atem durch die Verengung der Stimmritze länger und tiefer wird, haben Sie im wahrsten Sinne einen »längeren Atem« zum Ausführen komplexerer Bewegungsabläufe.
- Aus dem gleichen Grund können Sie auch in Haltungen, die Sie als anstrengend empfinden, mit dem Reibelaut atmen. Diese Form der Atmung wird Ihnen helfen, länger durchzuhalten und Erschöpfung zu vermeiden.

Tipps zum Üben

- Strengen Sie sich bei dieser Atemform möglichst wenig an, damit sich der Stimmmuskel nicht verspannt.
- Machen Sie den Reibelaut immer so leise, dass vor allem Sie selbst Ihrem Atem lauschen können.
- Bleiben Sie ganz locker und entspannt im Mundraum und im Nacken.

Wann ist Vorsicht geboten?

- *Bei Asthma.*
- *Bei allen Entzündungen und Reizzuständen der Atemwege.*
- *Bei Erkrankungen des Stimmmuskels (zum Beispiel Knötchen).*
- *Bei Schilddrüsenüberfunktion.*

Ergänzende Haltungen

Vorbereitend:
WECHSELATMUNG
mit normaler Atmung und Reibelaut-Atmung im Wechsel
→ *Karte* 73

Zum Ausgleich:
AUFRECHTER SITZ
zum Nachspüren
→ *Karte* 24

DIE ATMUNG MIT REIBELAUT UJJAYI PRANAYAMA

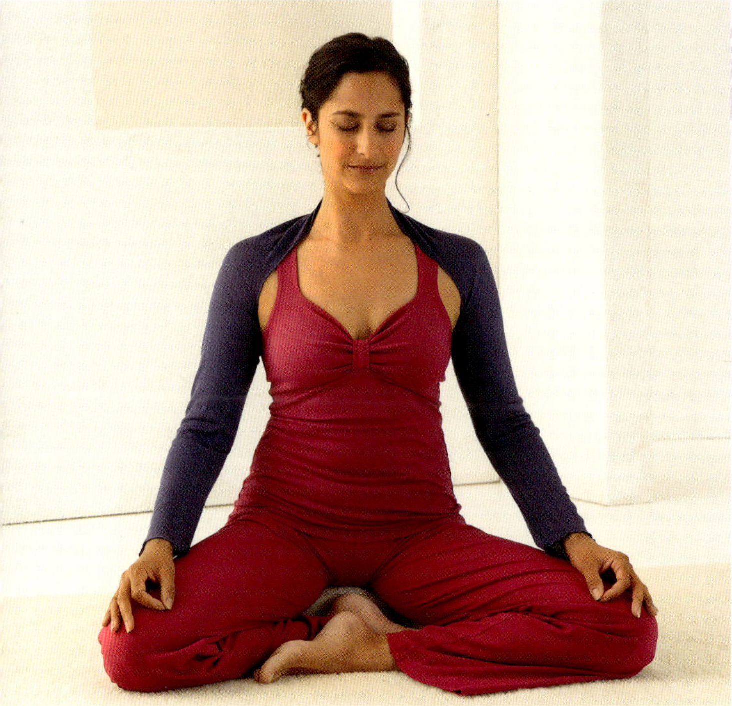

- Kommen Sie in einen aufrechten und bequemen Sitz Ihrer Wahl (Karte 24). Beobachten Sie einige Minuten Ihre Atmung, ohne einzugreifen.
- So erlernen Sie die Atmung mit dem Reibelaut: Sprechen Sie einige Worte (egal was) mit Flüsterstimme. Noch immer flüsternd, machen Sie einige Male beim Ausatmen »haaa«, dann ein- und ausatmend. Spüren Sie dabei, wie Ihre Stimmritze eng ist, ohne sie aber zu sehr anzuspannen. Schließen Sie dann den Mund, und fahren Sie mit dem Flüsterhauchlaut »haaa«fort, während Sie ganz ruhig und tief ein- und ausatmen.
- Hören Sie den Reibelaut der Luft (sie reibt sich an dem verengten Stimmmuskel) in der Kehle, der Brust und vielleicht auch leise im Kopf. Atmen Sie gleichmäßg und ruhig weiter.
- Lassen Sie den Reibelaut so leise werden, dass nur noch Sie selbst ihn hören können. Wenn Sie merken, dass es langsam anstrengend wird, halten Sie inne und spüren nach.

Wirkung

- *Beruhigt und erfrischt den Geist.*
- *Hilft, Konzentrationsfähigkeit zu entwickeln.*
- *Regt den Tränenfluss an und hilft dadurch, angestrengte und zu trockene Augen zu reinigen und zu entspannen.*

VARIANTE OHNE KERZE

Wenn Sie keine Kerze zur Verfügung haben, können Sie auch einen anderen Gegenstand wählen, um den Blick zu fixieren:

- zum Beispiel eine Blume, den Rauch eines Räucherstäbchens oder die kleine Fontäne eines Zimmerbrunnens.

  Das wesentliche Element der Übung ist, den Blick zu fixieren und dabei unter allen Umständen das Blinzeln zu vermeiden. Wählen Sie deshalb einen Gegenstand aus, den Sie so lange anschauen können und mögen, bis die Tränen fließen.

Tipps zum Üben

- Lassen Sie die Tränen einfach fließen und die Nase laufen. Dieses freie Fließen ist die eigentliche Reinigung für die Augen und Schleimhäute. Trocknen Sie die Augen und schnäuzen Sie sich erst nach Ablauf der Übung.
- Wählen Sie eine Kerze, die genügend groß ist und gut brennt.
- Zur Entspannung der Augen können Sie anschließend ein Lavendelsäckchen auflegen.

Wann ist Vorsicht geboten?

- *Bei Bindehautentzündungen und empfindlichen Augen.*
- *Bei Nervosität und innerer Unruhe.*

Ergänzende Haltungen

Vorbereitend:
SIEGEL DES YOGA
→ *Karte* 27
ATMUNG MIT REIBELAUT
→ *Karte* 74

Zum Ausgleich:
TOTENHALTUNG
→ *Karte* 76
AUFRECHTER SITZ zum Nachspüren
→ *Karte* 24

DAS FIXIEREN DES BLICKS TRATAKA

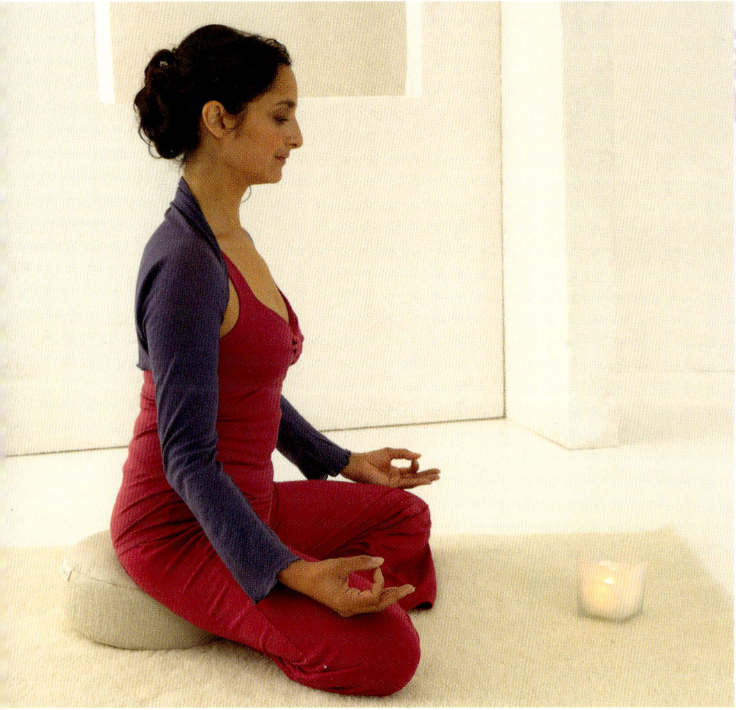

- Dunkeln Sie Ihr Zimmer etwas ab, oder üben Sie abends, wenn es dunkel ist. Stellen Sie etwa 50 cm vor sich eine Kerze auf den Boden, und zünden Sie sie an.
- Kommen Sie in eine bequeme und aufrechte Sitzhaltung Ihrer Wahl (Karte 24).
- Schauen Sie in die Flamme. Versuchen Sie, den Blick völlig zu fixieren, weder zu blinzeln noch die Augen zu bewegen.
- Halten Sie den Blick so lange fixiert, bis die Tränen zu fließen beginnen. Schauen Sie dann noch eine Minute still in die Flamme, ohne zu blinzeln. Atmen Sie die ganze Zeit über ruhig und tief weiter.
- Schließen Sie nun die Augen. Reiben Sie die Handflächen, bis Wärme entsteht, und legen Sie die warmen Handflächen locker über die Augen.
- Entspannen Sie Ihren Blick einige Atemzüge lang in die Dunkelheit hinein. Ziehen Sie dann langsam die Hände weg, und öffnen Sie die Augen.

Wirkung

- *Entspannt, beruhigt und erfrischt den Geist.*
- *Beruhigt das Nervensystem.*
- *Hilft dem Körper, sich schnell zu erholen und seine Batterien wieder aufzuladen.*
- *Entlastet den Rücken (auch in der Bauchlage!).*

VARIANTE IN DER BAUCHLAGE

Wenn Sie merken, dass Sie in der Rückenlage Energie verlieren – statt sich in ihr aufzuladen –, dann ruhen Sie in dieser Haltung:

- Legen Sie sich auf den Bauch, den Kopf entweder auf die Seite oder mit der Schläfe beziehungsweise der Stirn auf den Handrücken abgelegt.
- Bringen Sie die Beine in eine leichte Grätsche, und atmen Sie tief und ruhig in Ihren unteren Rücken.

Tipps zum Üben

- Haben Sie einen empfindlichen Rücken, legen Sie sich eine zusammengerollte Decke unter die Knie oder schieben sich ein Jumbokissen unter die Unterschenkel.
- Wenn Sie schnell auskühlen, decken Sie sich mit einer Decke zu.
- Wenn Ihr Nacken sich zu sehr durchbiegt, legen Sie sich ein flaches Kissen unter den Kopf.

Wann ist Vorsicht geboten?

- *Bei extrem niedrigem Blutdruck: Beine hochlegen!*
- *Bei großer Nervosität und Unruhe.*
- *Bei starkem Hustenreiz.*
- *In fortgeschrittener Schwangerschaft.*

Ergänzende Haltungen

Vorbereitend:
AUFRECHTER SITZ
→ *Karte* 24
SIEGEL DES YOGA
→ *Karte* 27

Zum Ausgleich – für den Fall, dass der Rücken schmerzt:
SCHULTERBRÜCKE
→ *Karte* 33

DIE TOTENHALTUNG SHAVASANA

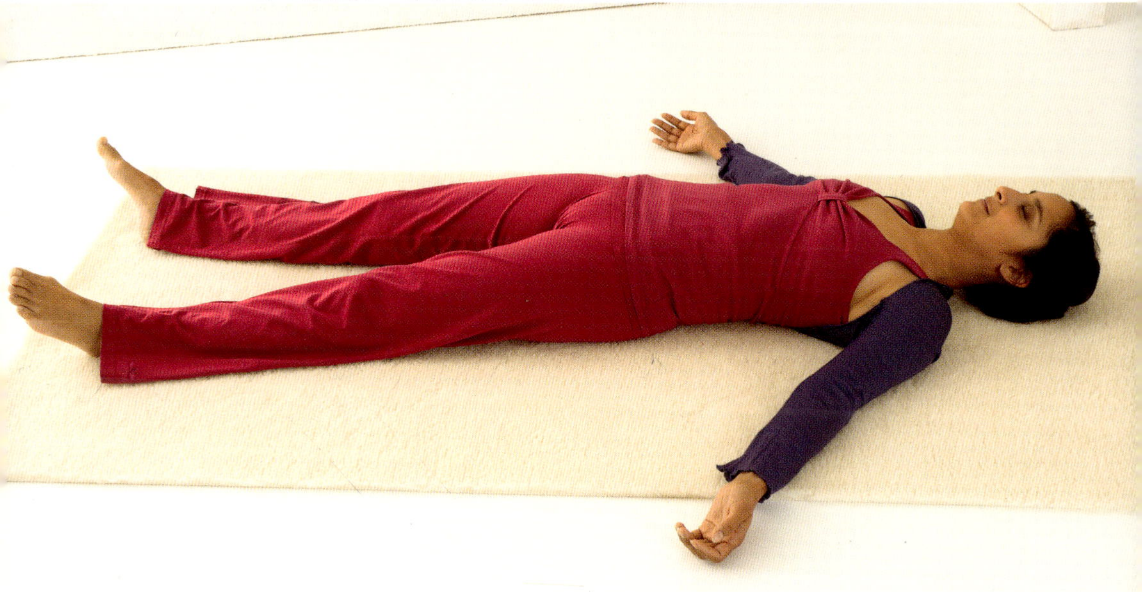

- Legen Sie in der Rückenlage die Arme bequem neben den Körper, die Handflächen nach oben. Sie können Ihre Hände aber auch auf den Bauch legen.
- Schieben Sie die Schultern weit von den Ohren weg. Lassen Sie die Beine gelöst aus den Hüftgelenken sinken, und entspannen Sie die Füße in den Fußgelenken.
- Schließen Sie die Augen, und ziehen Sie sich ganz in Ihren inneren Raum zurück. Verweilen Sie völlig regungslos in dieser Position.
- Atmen Sie ruhig weiter, und bleiben Sie innerlich ganz wach.
- Spüren Sie das feine Schwingen und Vibrieren der Lebensenergie in Ihrem ganzen Körper, und lauschen Sie dem ruhigen Kommen und Gehen Ihres Atems.
- Um die Übung zu beenden, beginnen Sie behutsam, Hände und Füße zu bewegen. Dann recken, strecken und räkeln Sie sich genüsslich in alle Richtungen, bevor Sie sich langsam wieder aufsetzen.